宫腔内人工授精手册
Manual on IUI
What, When and Why

主 译　李　萍　沙艳伟

译　者　李　萍（厦门市妇幼保健院生殖医学科）

　　　　沙艳伟（厦门市妇幼保健院生殖医学科）

　　　　纪智勇（厦门市妇幼保健院生殖医学科）

　　　　沙艳坤（辽宁医学院附属第一医院肾内科）

U0316457

中国出版集团

世界图书出版公司

西安　北京　广州　上海

图书在版编目（CIP）数据

宫腔内人工授精手册/(孟)马哈茂德(Mahmud N.)主编;李萍,沙艳伟译.—西安:世界图书出版西安有限公司,2015.10

ISBN 978-7-5192-0304-7

Ⅰ.①宫…　Ⅱ.①马…②李…③沙…　Ⅲ.①人工授精-手册　Ⅳ.①R321-62

中国版本图书馆CIP数据核字（2015）第232261号

版权贸易登记号 25-2015-518

Gongqiangnei Rengongshoujing Shouce

宫腔内人工授精手册

原　　著	Nusrat Mahmud　Narendra Malhotra　Jaideep Malhotra	
主　　译	李　萍　沙艳伟	
责任编辑	王梦华	

出版发行	世界图书出版西安有限公司
地　　址	西安市北大街85号
邮　　编	710003
电　　话	029-87233647（市场营销部）
	029-87234767（总编室）
传　　真	029-87279675
经　　销	全国各地新华书店
印　　刷	陕西博文印务有限责任公司
开　　本	787mm×1092mm　1/32
印　　张	4.75
字　　数	110千字

版　　次	2015年10月第1版
印　　次	2015年10月第1次印刷
书　　号	ISBN 978-7-5192-0304-7
定　　价	100.00元

Nusrat Mahmud, Narendra Malhotra, Jaideep Malhotra

Manual on IUI What, When and Why

978 – 93 – 5090 – 491 – 6

致 谢

赞美全能、仁慈的真主。有很多人我必须感谢，是他们成就了今天的我。

首先，我要感谢我的父母，我的每个成就都要归功于他们，还有我的姐妹们，她们是我的支柱。

TA Chowdhury 教授是我的导师，同时也是我的偶像。

Narendra Malhotra 博士和 Jaideep maldotra 博士，是我亲爱的朋友，他们是哲学家也是本书的合作者。没有他们的帮助，这本书就无法完成。

Suryakant 教授是我硕士课程的主管，他给了我很多帮助。

我还要感谢 Suryakant 博士，感谢他为本书增加了一些关键点。

最后，我要感谢我的丈夫 Faisal，他鼓励我写这本书，并与我同甘共苦。还有我的孩子们——Fariha 和 Farzan，他们从未让我失望，我为他们骄傲。

衷心地感谢你们。

Nusrat Mahmud

序

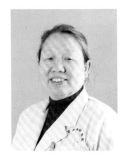

2003 年以来，我国卫生部（现中华人民共和国国家卫生和计划生育委员会）出台了一系列关于人类辅助生殖技术的管理办法，管理越来越规范，获得批准可以开展人类辅助生殖技术的中心也越来越多。宫腔内人工授精技术是人类辅助生殖技术中最容易开展的技术，但实施起来会面临诸多问题。李萍主任带领其团队，翻译出版的这本《宫腔内人工授精手册》，内容充实丰富，图文并茂，实践性强，为宫腔内人工授精技术的开展和实际应用提供了理论和实践依据，尤其对于正在筹建和新开展人工授精技术的中心可起到雪中送炭的作用。

希望本书的出版能为生殖医生提供帮助！

中国协和医科大学 北京协和医院

2015 年 8 月于厦门

译者序

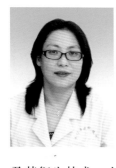

1988年我国第一例试管婴儿诞生以来，特别是近年来随着我国经济繁荣发展，我国辅助生殖技术也随之迅速发展，并取得可喜的成绩。人类辅助生殖技术包括人工授精和体外受精-胚胎移植及其衍生技术，人工授精技术是应用最早的辅助生殖技术，具有相对简单，费用低廉、无创伤、并发症少等优点，是不孕症患者的主要治疗方法之一。但在实际临床工作中会遇到很多棘手的问题，目前仍无较为妥善的处理方法。

《宫腔内人工授精手册》着眼于实践，从人工授精技术开展及设备配置、患者选择及管理、超声卵泡监测、促排卵方案、人工授精操作技术、并发症预防、男性精液质量评估及诊断等方面进行详细阐述，具有很强的实用性，对于开展人工授精技术的医院是很好的参考书籍。

　　本书在翻译过程中难免会有疏漏不妥之处，尚祈读者批评指正。

厦门市妇幼保健院　李萍

2015 年 7 月

前　言

　　我第一次听说体外受精或是"试管婴儿"的时候是在20世纪70年代后期，当时我还在读小学。从那时起，我们对生殖医学的了解迅速增多。辅助生殖技术无疑是20世纪中期人类医学发展最活跃的领域之一。然而，尽管我们不断掌握新知识和技能，仍然有许多问题亟待研究。

　　在现有的辅助生殖技术中，宫腔内人工授精 (intrauterine insemination ，IUI) 的创伤性、风险性和费用都是最低的。虽然IUI采用一次射出全部精液已应用历时久远，但随着体外授精的出现、精子制备技术的发展，也带动了IUI技术的革新。

　　当前，IUI常常联合应用控制性超促排卵，相比以恢复正常月经周期为目的的单卵泡发育的诱导排卵而言，控制性超促排卵是诱导多个卵泡的发育。

　　男科学实验室的质量控制是本书的主要内容之

一，内容涉及临床男科学实验室质量管理方法，突出了内部和外部质量控制体系的不同方面。部分章节中叙述了广泛适用的实用操作技巧。对相关流程不熟悉的人而言尤其具有指导作用。当然，根据各自实验室的环境对书中所描述的操作进行适当的调整和修改是必要的。本书简洁明了，格式统一，运用数据、表格和图示进行了恰当的辅助说明。每一章节的末尾，用图表总结了本章的主要内容，并列出参考文献，为读者进一步阅读提供指导。

本书叙述了 IUI 相关的各个方面。每一章主要讨论了 IUI 理论和实际应用中的常见问题。尽管与其他辅助生殖技术相比，IUI 操作较为简单，但我确信你们中的很多人会像我一样，在 IUI 的不同步骤中都遇到过困难。

我相信这本书一定会帮助到在实践中遇到困难的年轻医生们。最后，我要向在生殖医学领域做出巨大贡献的先驱 Robert G Edwards 教授和 Patrick Stepto 教授致敬。

Nusrat Mahmud

Narendra Malhotra

Jaideep Malhotra

（纪智勇　译，李　萍　校）

郑重声明

由于医学是不断更新并拓展的领域，因此相关实践操作、治疗方法及药物都有可能会改变，希望读者可审查书中提及的器械制造商所提供的信息资料及相关手术的适应证和禁忌证。作者、编辑、出版者或经销商不对书中的错误或疏漏以及应用其中信息产生的任何后果负责，关于出版物的内容不作任何明确或暗示的保证。作者、编辑、出版者和经销商不就由本出版物所造成的人身或财产损害承担任何责任。

目　录

第 *1* 章

不孕症概述

夫妇因爱结合，创造出新生命。孩子可以宠爱和一起玩耍，同时孩子也成了夫妇关系不朽的纽带。

这是多么令人期待的幸福和快乐呀。

不孕症，使人拥有自己孩子的梦想破灭，这就如同哀悼自己逝去的孩子一样痛苦。

——Michelle Siebel 博士

生殖作为正常的生命进程，尽管在早期只是通过艺术和宗教进行认知，却是所有人类社会研究的课题。真正科学地理解和后续操作是近期才开始的。生殖是一个非常复杂的过程，任何微小的偏差都可能导致不孕症。不孕症既不是严格意义上的使身体衰弱的疾病，也不是能用一组症状和体征定义的综合征。因此，无特异性的治疗。然而，不孕症患者渴望拥有自己的孩子。与危及生命的疾病相似，不孕症亦是人们巨大生活压力的来源之一，影响着两性生活的和谐及其各自的社会功能，即使是在一个把计划生育和生育控制作为特殊政策和社会推崇的国家也是如此。不幸的是，不孕症患者不能感受到怀孕带来的快乐，导致了不孕问题也常常容易被忽视。也许，这正是为什么不孕症夫妇被认为是最易被忽视和最沉默的少数群体。

世界卫生组织（WHO）将非自愿无子女定义为疾病，获得治疗是人基本的权利，包括矫正解剖上难以逆转的变异和心理上的疏导。因此，夫妇有权接受生殖医学所有可能有效的治疗。

根据 2002 年联合国人口部门提供的数据显示，2001 年全世界人口是 68 亿，50% 为女性。育龄女性约占 20%，而全世界不孕症的平均发病率为 18.7%。全世界不孕症的患者约有 1 亿。在生育年龄夫妇中大约有 1/6 患不孕症。

■ 定 义

不孕症的定义通常是指一年内有规律性生活未避孕而无法受孕，基于这个定义，正常夫妇积极尝试妊娠的每月受孕率为 20%~25%。原发性不孕症是指夫妇从未有过妊娠，继发性不孕症是指他们之前至少成功妊娠过一次。

一般情况下，生育被定义为夫妇有规律性生活的2年内实现妊娠。对于不能实现生育的夫妇包括无法自然妊娠和生育力低下者，统称为不孕症人群。不孕症既可指男性也可指女性，但生育力低通常指夫妇双方的生育力。

原因不明不孕症是一种用于描述常规检查结果正常，但生育力低下的夫妇。

受孕率是指单个月经周期妊娠的概率。生育力是指单个月经周期能够妊娠并产下活胎的能力。

影响生育的因素

1. 健康的精子应抵达阴道深部。

2. 健康精子穿过宫颈黏液进入子宫腔继而进入输卵管。

3. 卵细胞与精子在输卵管峡部与壶腹部交界处受精。

4. 受精卵移行至宫腔着床及子宫内膜发生相应变化。

不孕症的主要原因

卵子与一个优势精子形成受精卵是生育的基本条件。一般来说，活力正常的精子要能到达输卵管，受精卵能在女性生殖道内被正常运输，随后在子宫腔内膜的合适位置种植。所以，此过程的任何环节发生障碍都可能导致不孕症。不孕症的原因大致可以分为：

    A. 男方因素：约占 40%

    B. 女方因素：超过 40%

    C. 双方因素或原因不明因素：约 20%

女性不孕的常见原因

根据 WHO 研究小组对 7570 例女性不孕症的 22 个最终诊断进行原因归类，将女性不孕的原因分为以下几类：

    1. 排卵障碍 23.8%

    2. 输卵管病变 31.4%

    3. 子宫内膜异位症 4.5%

    4. 先天性原因 27.2%

    5. 其他 13.5%

        a. 高泌乳素血症

        b. 盆腔粘连

        c. 过早黄素化

男性不育常见原因

    1. 生精障碍

        a. 隐睾症

        b. 精索静脉曲张或大量鞘膜积液

        c. 腮腺炎性睾丸炎

　　d. 甲状腺功能不全

　　e. 糖尿病

2. 输精管梗阻

　　a. 结核

　　b. 淋球菌感染及相关狭窄

　　c. 疝修补术后

　　d. 先天性输精管闭锁或精囊缺如

3. 精子进入阴道异常

　　a. 阳痿

　　b. 早泄

　　c. 尿道下裂

4. 精液异常

　　a. 果糖含量低

　　b. 前列腺素高

　　c. 黏度异常

诊断流程（根据 ESHRE 指南）

　　明确诊断和病因是不孕症治疗的关键。为明确病因可对夫妇双方进行多项检查。不孕症的诊断性检查可以大致分为 3 类，异常的结果可提示不孕症可能的病因，但需要随访观察才能解释其与妊娠率的关系。

　　A. 一部分检查结果与妊娠关系较为明确，如精液分析、子宫输卵管造影或腹腔镜检查输卵管的通畅度，排卵的实验室评估。若检查结果异常，如无精子症、双侧输卵管阻塞以及不排卵，则提示生育力受损，不接受治疗则难以逆转。

B. 部分检查结果与妊娠联系不确切，如去透明带仓鼠卵穿透试验、性交后宫颈黏液穿透试验、抗精子抗体检测试验。这些诊断性检查可能出现结果异常，但多无需治疗仍可妊娠。

C. 有些检查结果可能与妊娠无关，如评估子宫内膜所处时期测定、精索静脉曲张以及衣原体检查。这些检查项目，尚没有数据证实它们与妊娠的联系。当然，检查的水平和程度主要取决于实验室的先进程度和妇产科医生的技术水平。

夫妇双方的病史和体格检查是关键的第一步。之后是一组常规的检查，包括精液分析、激素检测如女性月经第 3~5 天的促卵泡激素（FSH）、黄体生成素（LH）、雌二醇（E_2）和睾酮。在周期为 28d 的月经周期中，检测第 21 或 22 天的血清孕激素和泌乳素。

诊断性腹腔镜检查也被认为是一线检查，因其有利于诊断和治疗，能了解患者有无大范围手术史或有无严重的盆腔粘连。

对于夫妇，男方如果复查精液分析结果异常，则需要检查 4 项基础性激素，即 FSH、LH、睾酮和泌乳素。还需要特别检测精子的活力。严重少精子症或无精子症需进行人类染色体核型分析。

80%~90%的不孕症患者可通过上述检查确诊。对于宫颈黏液异常和免疫性不孕症需行进一步检查。

不孕症患者治疗流程

根据筛查情况选择助孕方式。通常予患者监测排卵（MO）或诱导排卵（IO），并指导同房。如果这些方法失败，下一步的治疗则为联合诱导排卵的人工授精。如果仍未成功受孕，则需要运用辅助生殖技术（ART）。但是，对于助孕方式的选择，尚无明确规定或选择标准供参考。目前主要依据妇产科医生对于相关知识和技术的掌握程度。

流程图 1.1 为不孕症患者的治疗提供了思路。

不孕不育治疗成功率

当谈及不孕症不同助孕方式的成功率时，我们知道在每个月经周期，生育力正常的夫妇进行不避孕的规律性生活，其妊娠率约为 25%。据报道，约 10%的生育力正常的夫妇第一年未能妊娠，只有 5%的夫妇超过两年未能妊娠。

与正常妊娠率相比，接受治疗的夫妇，预计可以达到每个周期 25%的成功率。因此，不论何种治疗方式，成功妊娠前可能都需要重复次数。对于激素紊乱的女性，用氯米芬、促性腺激素等药物进行数个周期的单纯诱导排卵可使成功率达到 80%以上。

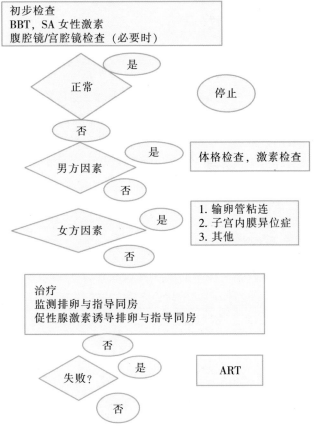

流程图1.1 **不孕症患者诊断流程**

（纪智勇 译，李 萍 校）

第 2 章

宫腔内人工授精

人工授精的历史

最早记载人工授精的文献是 1322 年的一份阿拉伯报道。当时的阿拉伯人应用人工授精技术繁殖马匹（Heiss，1972）。

约有 15% 的夫妇生育力低下，其中约一半源于男性因素。近年来，宫腔内人工授精（intrauterine insemination，IUI）作为低生育力夫妇的治疗方式日益普及。IUI 的基本原理是增加单个治疗周期内可受精卵母细胞的数量和直接将活动精子穿过宫颈黏液屏障送达宫腔内，使其接近卵母细胞。IUI 创伤小、费用相对低廉，可用于治疗不孕症患者。

报道的 IUI 治疗不孕症的妊娠率差异较大，主要取决于患者的选择标准、卵泡刺激、排卵监测、精子准备、治疗的周期数。报道单个周期的妊娠率波动于

0（Ho et al，1980）到 62%（Barwin et al，1974）。

IUI 用于治疗男性因素导致的不孕症仍有争议，尽管有报道（Cruz，1986）称精子总数达（1~5）× 10^6 个即可妊娠。而在 Allen 等（1985）的报道中，IUI 成功率波动于 0~66%。Kerin 等（1984）报道称妊娠的必要条件之一为至少要有 $1×10^6$ 个活动精子。

有多中心的研究表明，体外受精（invitro fertilization，IVF）和 IUI 均适用于少精子症、弱精子症或畸形精子症（Crosignani et al，1994）引起的不孕症。研究认为，IVF 治疗的妊娠率高于 IUI，但只在弱精子症两者的差异具有统计学意义。有研究认为 IUI 治疗少精子症和（或）弱精子症效果更好（Francavillae et al，1990）。

Patricia 等（1994）认为卵泡刺激结合 IUI 治疗男性因素导致的不孕症较卵泡刺激联合指导同房成功率高。有趣的是，Comphaire 等（1994）比较了男性不育不同治疗有效累计妊娠率，认为 IUI 在治疗男性低生育力时意义重大。但是，目前 IUI 治疗男性不育的适应证为中度精子异常（Yovich et al，1988）。

Ombelet 等（1997）认为，就现有的研究表明，在开始接受昂贵的、更具创伤性的辅助生殖技术（assisted reproduction technique，ART）前，IUI 联合卵泡刺激治疗男性免疫性不育是有效的首选治疗方式。

IUI如何起作用？

IUI 使精子穿过宫颈并接近输卵管口，利于大量活动精子抵达输卵管壶腹部受精。而且，精子分离技术剔除了白细胞、死亡及活力低下的精子，避免了其产生的氧自由基损伤正常精子。试剂中的成分可诱导精子获能，使其更易发生受精。

IUI 常与控制性促排卵联合使用，可通过增加排卵数目提高妊娠率，并可解决卵子成熟的问题。

IUI 前准备

1. 具备适应证

2. 满意的精液分析

3. 通畅的输卵管

4. 用口服促排卵药物或注射外源性促性腺激素提高卵泡早期 FSH 阈值

5. 有可识别或可代替的 LH 峰

影响 IUI 成功率的因素

1. 女性的年龄

2. IUI 的指征

3. 是否使用控制性促排卵

4. 处理后活动精子的总数

关于提高 IUI 妊娠率的问题

1. 低生育力的持续时间

2. 生育史

3. IUI 前精液分析情况

4. 进行 IUI 的周期数

5. 优势卵泡数目与大小

6. 注射 hCG 时血雌二醇浓度

7. 注射 hCG 时子宫内膜厚度

8. 子宫内膜或卵泡的多普勒血流检查

9. IUI 实际操作问题:

   ①IUI 导管型号

   ②应用新鲜的或冷冻–解冻后的精子

   ③精液处理后精子形态学/活力分级

   ④IUI 与 hCG 扳机时机管理

   ⑤进行 IUI 的次数

   ⑥人工授精的精液量

   ⑦IUI 后的休息时间

（纪智勇　译，李　萍　校）

第 3 章

精液质量与男性不育诊断

早在 17 世纪，Leeuwenhoek 首次描述了精子，但直到 1928 年，才发现精子数目与不育之间的关系。Macleod 和 Gold 在 1951 年首次报道了低生育力男性与生育力正常男性的精子存在差异。为了阐明男性是否能使其伴侣受孕，学者们提出了各种精子的检测方法和精液参数。首次报道不育男性与正常男性精子存在差异的是 1951 年由 Macleod 和 Gold 报道的。

精液的显微镜检查是不孕症夫妇的常规筛查项目，通常也是第一个实验室检查。精液分析的结果可指导男性不育的治疗和精子的准备方式。目前普遍认为，低的精子浓度和精子活力可降低受精率和影响体外受精-胚胎移植助孕的结局。

根据 1992 年和 2004 年精液宫颈黏液相互作用检查的实验室指南，以下为正常精液的参考标准：

1. 精液容积≥2mL

2. pH为 7.2~7.4

3. 精子浓度≥$20×10^6$/mL

4. 每次射精精子总数≥$30×10^6$

5. 活力：前向运动精子≥50%，即（a+b）级精子≥50%（精液采集后 60min 内）

6. 形态学：形态学正常的精子≥30%

7. 存活率≥75%

8. 白细胞计数<$1×10^6$/mL

其　他

9. 每次射精锌≥2.4μmol

10. 每次射精柠檬酸≥52μmol（10mg）

11. 每次射精果糖≥13μmol

12. MAR 试验：<50%的精子与颗粒结合

13. 免疫珠蛋白试验：<50%的精子与颗粒结合

精子计数是最常用的精液参数。男性精子浓度低于 $15×10^6$/mL 常被认定为生育力低下，低于 $5×10^6$/mL 则为生育力重度低下。新的 WHO（2010）精液分析指南提出正常精子浓度应 >$15×10^6$/mL。该新标准的详细内容将在本书后续章节中讨论。

精液常规为男性不育的初步检查。尽管如此，除非精液参数重度异常，否则其提供的关于男性生育力的参考价值很有限。精液分析结果有时也会误导治疗，因为尽管精子计数很低但仍有可能妊娠。

1987 年，Kruger 及其同事发表了精子形态学的

"严格标准"。他们定义正常的精子应有如下特征：精子头轮廓规则、外形光滑，大体呈椭圆形，顶体占头部远端的 40%~70%，颈部、中端或尾部未见异常，无大量胞质残留。精子头部，用显微镜测微计的接目镜测量时正常长度应为 5~6nm，直径为 2.5~3.5nm。应用该标准时，作者将正常精子形态率降低至 14%，并报道了非正常精子形态对体外受精（IVF）的预测价值。正常形态精子率高于 14%时，受精率为 85%~88%，当正常形态精子率低于 14%时，受精率显著下降（37%~47%）。

正常精子结合人卵细胞透明带的能力强于形态异常的精子。研究显示形态异常的精子透明带结合及穿能力下降。这可能是因为细胞膜上受体异常所导致。

运用得当时，联合精液容积、精子计数、活动率和正常形态率比单用正常形态率预测男性生育力更有意义。异常精子比例高提示受精率下降。精子形态可影响 IVF 的胚胎质量和妊娠率。不活动精子有时并不表现出形态异常，而是代谢缺陷，这或许是其与形态学无关的原因。多数尾部异常的精子活动力受损可能是由于微管及线粒体等传统形态学评估无法发现的超微结构出现异常。

据对标准 IVF 结局的预测情况，用改良后严格的精子形态学标准可将精液分为 3 类：精子正常形态率>14%，预后佳；4%~14%，进展良好；<4%时，预

后差。在预测 IVF 结局上，严格的形态学标准与传统 WHO 标准相比并未体现出其优势。WHO 标准提示形态学异常的病例，受精率明显低于总受精率，而严格标准异常的病例总受精率则无显著差异。

由于存在分类体系不同、制备技术多样以及人工观察偏倚，精子形态评估作为预测男性生育力的指标其可靠性广受质疑。

精液中发现白细胞（主要是粒细胞）常提示男性生育力严重低下，其机制以及细菌、病毒和相应的泌尿生殖器炎症对精子功能产生的影响尚不明确。精液中发现白细胞并不导致精子体外受精能力下降。将白细胞加入洗涤处理后的精子，发现其可通过产生活性氧自由基（reactive oxygen species，ROS）减弱精子功能。未发现精液常规中的白细胞与预后的明显相关性，也未发现白细胞精液症与精子异常相关。

ROS 与精子的关系：氧化应激是一种伴有由氧及其衍生的氧化剂（即 ROS）诱导的细胞损伤加快的状态。精液中 ROS 主要由不活动或形态学正常但功能异常的精子产生。若精液中发现中性粒细胞，则其为更重要的 ROS 来源。精液中 ROS 过量是不育的原因之一。

关于传统精液分析中何种标准可以预测男性不育尚没有结论。不同的技师、不同的实验室可能得出不同的结果，不能单以一种精液参数来诊断男性的生育力。

（纪智勇　译，沙艳伟　校）

第 4 章

IUI实验室设备的安置

　　操作人员和实验室是 IUI 得以成功所有因素中最重要的因素。设备的类型和安置均需详细规划。并且人类的配子对环境要求严格，其处理更需小心。

　　操作过程中要遵守严格的无菌原则，操作者应具备良好的心理素质和扎实的知识。

　　IUI 实验室的主管应为现代临床男科学实验室的管理人员，并要保证能提供高质量的服务。IUI 实验室实质上就是小型的 ART 实验室，其设计和管理与成熟的 ART 实验室相似。实验室的设计需考虑到预期的负荷量和附属专业的要求。

　　在设计新实验室前应先考虑环境因素。设计者应了解周围建筑是否将有较大的翻新。实验室的墙壁与屋顶间的缝隙要尽可能小。这通常需要坚固的天花板，封闭的照明与密闭的设施连接。门应该有密封圈和指纹设备，并且可以上锁。管道和设备的安置应使常规维护和紧急修理在实验室外进行，从而避免造成大的破坏。湿度必须可控，可根据季节气候的变化进行调整。室内气流的温度应在25℃~30℃，相对湿度至少为40%。内墙涂料应为包含丙烯酸、醇酸或丙烯酸胶乳聚合物等水性低挥发性漆，不可含有甲醛、乙醛、苯等物质。

在建设实验室之前对实验室的所有设备进行评估和规划是非常重要的，这势必带来很多益处。需要将所有的设备列出并核实其计划放置的位置。

实验室的设计者要考虑到实验操作者要连续工作数小时，工作台的高度应适度而令人感到舒适。工作台表面要耐热，并能抵抗酸、碱等溶剂。实验室要有应急电源，所有设备应安装避雷器。IUI实验室必须邻近IUI操作室，两者间应有交通窗口。实验室地面要可清洗，不可用地毯。

现代 IUI 管理流程

1. 明确服务项目

2. 采用全面质量管理体系（total quality management，TQM）

- 以患者为关注核心
- 领导者
- 人人参与
- 过程方法

- 系统管理方法
- 持续改进
- 基于事实的决策
- 与供应商的互利互惠关系

3. 将责任和期望目标作为 TQM 的一部分

4. 采用持续质量改进（continuous quality improvement，CQI）的方法和工具

5. 不断地改进和创新来提高质量

IUI 中心在社区中的远期功能

- 为要求治疗的不孕不育夫妇和因激素紊乱影响女性生育的患者提供高质量的卫生保健服务
- 向专业群体介绍当今生殖医学的诊疗和新进展
- 调动研究的积极性，提高对生育课题的理解，促进未来临床治疗的发展

IUI 实验室的房间设置

1. 实验室应尽可能邻近手术操作间

2. 有独立空调

3. 无有毒烟雾

4. 有足够的空间来调整必置的设备

5. 授精过程中临床医生和实验室人员可以相互交流

6. 有制备精子的合适设备

设 备

实验室人员应经过相关培训以应对机器可能出现的故障。

精液评估和精子制备

1. Meckler 计数板

2. 分辨率达 4，10，40，100 的相差显微镜，目镜为×10

3. 有外旋旋转头、计时器和离心机

4. 37℃、5% CO_2 的培养箱及高压气瓶

5. 层流净化罩 （水平方向/垂直方向）

6. 宽口无菌精液收集瓶

7. 无菌试管

8. 无菌的锥形或圆底试管

9. 移液管

10. 吸管泵

11. 试管架

12. 培养试剂

13. 光源良好

14. CASA 系统 （图 4.1）

妇产科设备

• Cusco 窥器

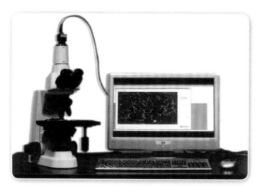

图4.1　**CASA系统**

- IUI 导管
- 1 mL 注射器
- 宫腔探针
- 宫颈扩张器 5/6mm　}　操作困难时用
- 宫颈钳　　　　　　}　将导管置入宫颈管
- O-T 光
- 带阴道探头的超声仪

培养试剂

精液处理液或培养液可以购买，也可以用高纯水和高纯度的化学物质自制。购买的试剂更为方便，免去了配制和组织培养测试的麻烦，适合新成立的实验室。

试剂需经过无菌技术处理。培养液可于4℃的密闭容器中贮存 4~6h。

试剂成分：培养液主要成分

- 水——试剂的主要成分
- 离子——多数试剂的离子成分类似于血清。Earle 平衡盐液，由碳酸氢钠、丙酮酸钠构成。人输卵管液含有高浓度的钾和氯化物
- 等渗——女性生殖道的渗透压与血液相似，约 308mosmols
- 能量代谢底物——葡萄糖、乳酸、丙酮酸
- 氨基酸——在围着床期发挥生理作用
- 维生素
- 蛋白质——白蛋白是试剂的最佳蛋白来源
- 缓冲系统——碳酸氢盐，磷酸盐，磷酸酯，羟乙基哌嗪乙磺酸（HEPES）是培养液中最常用的缓冲剂
- 气体环境——O_2 和 CO_2 是培养液中的活性气体。CO_2 用于维持溶液的 pH 值，浓度约 5%~7%。O_2 浓度约为 20%，浓度降低可致氧自由基生成而损伤配子。

记 录

过程记录非常重要。它体现了临床实验室服务的透明度。现在市面上有针对临床实验室的软件包供使用。临床实验室记录应是能够保存和根据文档类型和特定时间简易搜索的。数据管理系统的复杂程度可以反映 IUI 的成果，并能够评估和改进 IUI 项目（图4.2）。

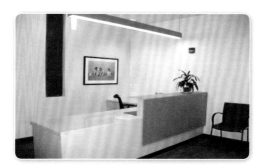

图4.2　接待处

设备维护　（图 4.3A、B 至图 4.9A~C）

　　设备的维护应详细监测。维修卡上应有检测清单。

　　每天早上应检查培养箱的温度。

　　内部的贮水池应常规清洗，而且只能使用 Zephyrin 或硫酸铜溶液防止污染。

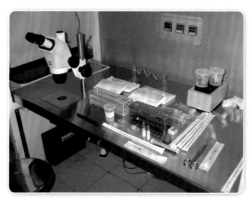

图4.3A　集成的层流工作站

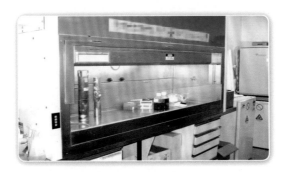

图4.3B 层流净化罩

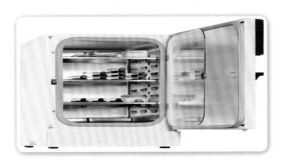

图4.4 培养箱

• 无菌操作台应定期使用 70%异丙醇清洗，不使用的时候应开启杀菌灯

• 每天早晨应检查高压气瓶有无漏气。应牢记设备的维护工作

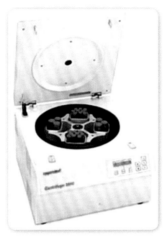

图4.5 离心机

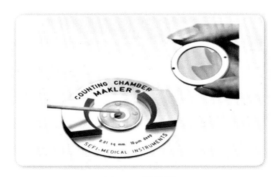

图4.6 计数板

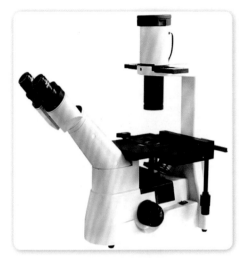

图4.7 倒置显微镜

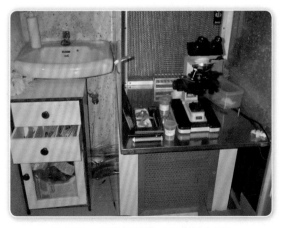

图4.8A 相差显微镜（工作站中用）

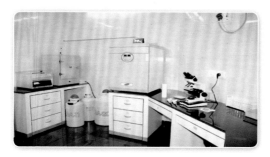

图4.8B　男科学实验室

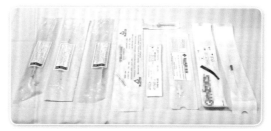

图4.9A　不同品牌的IUI套管

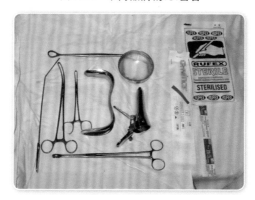

图4.9B　OT设备

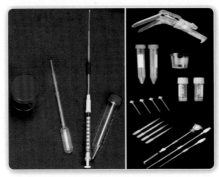

图4.9C **耗材**

质量控制方法

用于 IUI 的培养试剂或设备应先检查是否对配子有毒性作用，比如精子存活率实验，小白鼠生物试验。

• 用于 IUI 的全套物品应符合质量控制的常规使用标准

• 当妊娠率低时，需应用质量控制系统对物品进行随机检测

实验室无菌原则

进入实验室之前应有更衣间和清洗间，方便更换衣服。目前仍有争议的是，有人认为 IUI 操作和 IVF 不一样，不需要严格的无菌；也有人认为，因为这些技术操作都是处理人的配子，并最终进入人体，实验室无菌操作可使 IUI 获得较理想的结果。空气净化消

毒器有助于提高实验室的空气质量（图 4.10）。

物理结构和平面图（图 4.11）

低生育力患者的筛选、登记、诊断和 IUI 操作应在同一楼层。应根据实际空间设计占地面积，并预留改造余地。

1. 接待和登记区（图 4.12）

- 占地面积约为 $5m^2$
- 用于患者注册和预约
- 患者缴纳咨询费和其他费用
- 一个高效的接待员，如同办公室的秘书
- 设有收银区
- 配置电脑和传真机

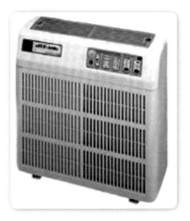

图4.10　zender 空气净化机

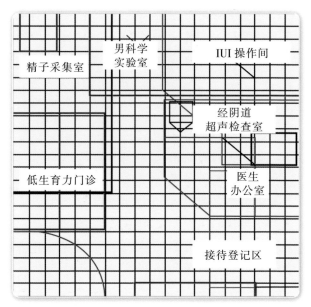

图4.11　IUI机构的布局

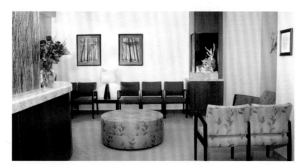

图4.12　患者休息室

2. 候诊区

- 占地面积约为 5m²
- 放置报纸和杂志，为患者提供舒适的环境
- 放置电视
- 设有卫生间

3. 低生育力日间门诊

- 占地面积约 4m²
- 在此进行询问病史、体格检查和接受咨询
- 放有体检表
- 配备桌椅
- 文件柜
- 行阴道检查用的一次性手套
- Cuscus 窥器
- 聚光灯
- 卵圆钳
- 宫颈钳
- 开口器和拖把
- 弯盘
- 消毒清洗

4. 男性日间门诊

- 占地面积约 4m²
- 配备桌椅
- 文件柜
- 聚光灯

- 检查床
- 一次性手套
- 睾丸测量器

5. 人工取精室（手淫）

- 占地面积约 $3m^2$
- 应邻近男科学实验室，有窗口连接
- 厕所/淋浴室
- 脸盆
- 舒适的沙发
- 电视/DVD 播放器
- 杂志

6. 男科学实验室

- 占地面积约 $15m^2$
- 样本接收区
- 主实验区

7. IUI 操作间

- 占地面积约 $15m^2$
- 两张舒适的床，中间用屏风隔开
- Cusco 窥器
- 一次性橡胶板
- 阴道检查用的一次性手套
- 拭子架
- 宫颈钳
- 可连接注射器的 IUI 导管

- 脸盆

8. 医生办公室

- 桌椅
- 文件柜
- 电脑
- 电话
- 附带的浴室

9. 经阴道超声检查室

- 占地面积约 $4m^2$
- 桌椅
- 床
- 超声仪

标准 IUI 技术项目所需人员

- 前台和办公室接待人员——1
- 出纳员——1
- 护理人员——1
- 实验室技师——1
- 男科学医生——1
- 受过 IUI 训练的护士——1
- 咨询师——2
- 雇工——1
- 清洁工——2
- 保安员——2

更多内容请参见以下网页

www.eshre.com

www.asrm.org

www.inf.net

www.ferti.net

www.vitrolife.com

www.shivaniscientific.com

(纪智勇 译,李 萍 校)

第 5 章

患者的选择与管理

患者的合理选择是 IUI 成功的关键。若选择不恰当，成功率将下降。尽管没有客观数据支持，但 IUI 已成为治疗不孕症的主要措施，而当前应用的标准 IVF 治疗费用昂贵、过程复杂且有安全风险。

IUI 越来越多地用于治疗不孕症，其创伤最小，是人工辅助受孕的一线治疗方法。

患者选择不当，则 IUI 效率下降，也无法体现其在不孕症治疗中的地位。应结合实际情况和适应证、禁忌证选择患者。应对所有的夫妇进行治疗方式、效果和并发症的深入咨询和了解。

生育推迟的社会趋势使卵巢衰老因素在治疗生殖、生育方面更显重要。对促性腺激素反应下降、卵母细胞数量减少和卵子受精率下降均与年龄增长相关。40 岁以上的女性 IUI 的妊娠率下降。

卵巢老化可增加流产风险从而降低活产率，40

岁以上女性流产的发生率是正常人群的 2~3 倍或更高，41 岁以上可增加 8%~10%。

不孕症治疗的持续时间对 IUI 的成功率无预测价值。既往有妊娠史的患者，IUI 成功率较高。输卵管积液是可治疗的，并可提高成功率。

一些研究表明，输卵管积液可通过降低植入率使 IUI 和 IVF 成功率下降。

影响 IUI 治疗结果的因素很多，个体化的治疗可为患者带来最大化的经济效益和最小的不适和风险。预测模型可以优化个体促排卵使用 FSH 的剂量，也可判断 IUI 时卵细胞的最佳数目。

考虑到延迟生育的趋势和老化对生育的显著影响，未来 IUI 最重要的指征可能是社会经济因素。

IUI 患者的选择标准

1. 女性年龄小于 40 岁

a. 不孕症病史至少一年半

b. 患者的输卵管应经腹腔镜或子宫输卵管造影检查

c. 可预测排卵周期

d. 超声可监测到成熟的卵泡与排卵

e. 黄体期孕激素 >35nmol/L

2. 男方：

两次精液分析均提示一次射出的精液中至少有

1×10^6 个活动精子

3. 有以下诊断的患者可以考虑 IUI 治疗

a. 不明原因的不孕

b. 男性因素

c. 免疫性因素

d. 宫颈因素

患者的准备（男女双方）

1. 简要病史

2. IUI 过程的咨询

3. 详细地解释技术、风险、并发症和预期的结果

患者检查

- 体格检查
- 经阴道超声检查
- D21 孕酮测定
- 腹腔镜或子宫输卵管造影评估输卵管
- 如果患者月经周期不规则,应测定基础性激素

男方检查

- 详细询问病史
- 体格检查
- 精液分析——据 WHO 标准至少 2 次
- 性交后试验（postcoital test，PCT）

患者咨询

初次咨询中患者问得最多的一个问题就是 IUI 治疗后妊娠及分娩健康婴儿的概率。

相互信任对于夫妇以及医生来说都是很重要的。亲密合作的主要目的就是防止患者受到不确定性、精神紧张、失望和过高期待的困扰。

不孕症治疗的成功率很大程度上取决于经验，并随不同治疗中心和方式有所变化。成功的治疗主要取决于夫妇的内在因素，如不孕原因、年龄和不孕的持续时间。

患者应了解成功率以免盲目乐观。反复失败的患者易产生"超价欲望"，此时医生应给予鼓励并提供不孕症相关的咨询建议。治疗过程应综合诊断、治疗选择、成功率、可妊娠的剩余生物学时间、患者情感和经济状况而定，即根据个体情况，权衡各种治疗方式。

(李 萍 译，纪智勇 校)

第 6 章

激素与生育药物

　　月经周期第 3 天的 FSH、LH 和雌激素水平是评价女性生育能力的基础。当女性卵巢功能低下或邻近衰竭，其 FSH 水平将升高。当 FSH 水平高于 12mIU/mL 时常提示卵巢储备功能下降和低的妊娠率（常用 IVF 治疗单周期预示最高妊娠率仅为 5%）。不孕症专家通常要求评估月经第 3 天的激素水平。

　　FSH 和雌二醇（estradiol，E_2）应在周期第 3 天一起检测。卵巢功能正常时，FSH <10 mIU/mL（低于 8 更为理想），E_2<65 pg/mL。如果 FSH >20 mIU/mL，患者需要供卵或者考虑收养。

　　FSH 水平升高的女性，尤其是年龄较大者，常需要接受供卵。当供卵与供者年龄相匹配时，IVF 成功率显著升高。

　　对于不明原因的不孕、反复流产或年龄超过 34 岁的女性，我们常建议尝试氯米芬激发试验（clomid

challenge test，CCT）。该项检查对筛查卵巢储备功能低下更为敏感。第 3 天检测血 FSH 和 E_2 后，周期第 5 到第 9 天晨服氯米芬 100 mg （2 片 50 mg）。第 10 天再次检测 FSH。

■ 抗苗勒管激素

近期，发现另一项检查可用于卵巢储备功能的评估。抗苗勒管激素 （anti-müllerian hormone，AMH；或 müllerian inhibiting substance，MIS） 可在周期的任意时间抽血检测。口服避孕药时亦可检查。卵巢储备功能下降时，AMH/MIS 降低， FSH 升高。当 FSH 结果令人困惑或与临床不一致时，可加查该项检查。该检查常在专门从事不孕症检测的实验室中进行。正常值为 0.7~3.5。低于 0.7 提示卵巢储备下降，高于 3.5 提示多囊卵巢综合征。

■ 雄激素

雄激素水平升高可导致不规则排卵或不排卵。多囊卵巢综合征 （polycystic ovarian syndrome，PCOS） 是女性不孕不育的常见原因，其特点为周期不规律、雄激素水平升高、窦卵泡数量增加 （卵巢内小囊肿）。明显升高的雄激素可导致出现男性特征，如体毛增加、男性型脱发、声调变低及痤疮。在许多 PCOS 患者中，雄激素水平升高是长期胰岛素高水平的结果，常称为高胰岛素血症或胰岛素抵抗。

■ 甲状腺激素

甲状腺激素是由甲状腺组织产生，可通过血液进行测量的激素，如促甲状腺激素（thyroid stimulating hormone，TSH）和（或）游离 T_4。甲状腺功能减退 [甲状腺激素（T_4）水平下降，但 TSH 多升高] 可引起排卵以及早期流产。甲状腺功能亢进 [甲状腺激素（T_4）水平升高，但 TSH 多降低] 与不规则排卵、胎儿异常和早产有关。

■ 氯米芬（Clomiphene Citrate，CC）

CC 可诱导排卵。了解 CC 的作用原理，对于理解大多数生育药物如何影响排卵有很大帮助。CC 作用于下丘脑，下丘脑通过信号调节垂体产生 FSH、LH 和 E_2。FSH 直接刺激卵巢，作用与剂量相关。

CC 与雌激素竞争受体，导致下丘脑认为机体雌激素水平低下。健康的卵泡在下丘脑调节下产生雌激素而 FSH 的水平根据雌激素水平的升高或降低。雌激素水平升高，则 FSH 降低。反之，低水平雌激素可导致 FSH 升高并刺激卵泡发育。

CC 是最早应用于临床治疗不孕症的药物之一，最初是作为潜在的避孕药被学者研究。发现 CC 的促排卵作用后，其被用于治疗女性不规则排卵或不排卵。在应用 CC 的过程中，医生发现其可引起潮热、卵巢增大、腹部不适、恶心、呕吐、视觉障碍、头痛等副作用。它的副作用程度通常不剧烈，停药后即可消失。

CC 不直接刺激卵巢，当出现规律排卵时不应再增加 CC 的剂量。应用 50mg CC 时仍无排卵，医生通常将剂量增至 100 mg 或 150mg。

通常前 3 个排卵周期即可成功妊娠，不建议超过 3 个周期后继续使用 CC。有时，需要尝试 1~2 个周期来确定患者合适的促排卵剂量。

CC 周期需要超声监测来确定合适的性交时间，若为 IUI，则可用于确定何时开始相关步骤。用经阴道超声测量卵泡大小及子宫内膜的厚度。超声和雌二醇水平可衡量卵泡生长正常与否。

CC 在前 3~6 周期即可起效，但是我们仍发现有些患者服用 CC 达到 1 年甚至更长。长期的 CC 治疗不能达到效果，而且昂贵，还可引起有害的副作用。CC 也可用于治疗 PCOS，但许多专家用二甲双胍纠正胰岛素水平来促排卵和降低雄激素水平。CC 药物有时由非专业人士开出，未行男性精液分析。不孕症专家在为女性治疗前均需要一份精液分析情况。男性不育在不孕症夫妇中的比例接近一半，因此在治疗女性前应先排除这部分患者。

CC 可促进排卵但不直接作用于卵巢，通常不会促排大量卵泡。实际上，当排卵规律时，增加 CC 剂量不能带来益处。与 CC 不同的是，FSH 直接刺激卵巢，可促排大量卵泡供 IUI 使用。

FSH 剂量与卵泡发育需要生殖专家细心检测，有时需频繁调整药物剂量。根据许多的特定因素，可以尝试 FSH 促排 IUI。

来曲唑

许多生殖专家有时候应用来曲唑代替 CC 来促排卵。来曲唑是一类芳香化酶抑制剂，目前已通过 FDA 认证，可用于预防乳腺癌复发。

但研究表明，来曲唑可通过发挥促排卵作用而成为有效的生育药物。芳香化酶抑制剂可阻碍雄激素转化为雌激素，从而降低雌激素水平。

正如之前谈到的，下丘脑发现雌激素水平下降，将促进 FSH 不断产生。这常导致排卵过程中少量的卵泡释放，这在 PCOS 患者中是很重要的。

CC 的毒副作用似乎较来曲唑多，如宫颈黏液减少、子宫腔内膜变薄、烦躁等。双胞胎的发生率来曲唑为 2%~3%，CC 为 10%。在应用 CC 或来曲唑的基础上再注射 FSH，可增加生产多胞胎的风险。

孕时应用来曲唑可能对胎儿生长有害。每个治疗周期前均需行妊娠试验。仍需进一步的研究来确认芳香化酶抑制剂用于促排卵的安全性。

■ 二甲双胍

二甲双胍在治疗 PCOS 患者中应用广泛。二甲双胍是一种胰岛素增敏剂，为降糖药，用于治疗 2 型糖尿病。CC 也常被妇产科医生作为排卵障碍的一线治疗。

PCOS 患者胰岛素水平异常升高，即高胰岛素血症。二甲双胍通过提高胰腺细胞对胰岛素的敏感性降低胰岛素水平并逆转高胰岛素血症。

PCOS 患者的高胰岛素血症状态引起胰岛素和雄激素分泌增加。雄激素是与睾酮类似的男性激素。

PCOS 的诊断多是通过高水平的雄激素表现，包括肤色变暗、面部毛发，有时可见男性型脱发、梨形的身体外观，卵巢大量的未破裂囊肿和其他症状。PCOS 若长期未治疗，远期可出现心血管、糖尿病等疾病，危害健康。

二甲双胍增加了细胞对胰岛素的敏感性后，单位碳水化合物所需要的胰岛素量减少。当胰岛素水平降低，由卵巢产生的过量雄激素水平也降低，恢复正常的排卵。二甲双胍不是排卵的诱导药物，而是通过恢复正常激素环境引发排卵。生殖专家常继续使用二甲双胍来避免远期可能产生的健康问题。

如果单用二甲双胍效果不佳，可用 CC。另外，二甲双胍也可与 FSH 一起用于诱导排卵。PCOS 患者对 FSH 反应强烈，在注射 hCG 后可出现卵巢过度刺激综合征。因此，需要有临床经验丰富并通过认证的生殖内分泌专家来治疗这些患者。

亮丙瑞林（GnRH激动剂）；加尼瑞克、西曲瑞克（GnRH拮抗剂）

IVF 周期中使用 FSH 诱导排卵的关键是控制卵泡的发育和排卵的时机。在卵子排出前必须被回收，否则周期失败。

亮丙瑞林和加尼瑞克等药物可帮助不孕症专家控制排卵。这些药物用于个体化的治疗方案，抑制卵泡在hCG 或 LH 扳机前发生排卵。

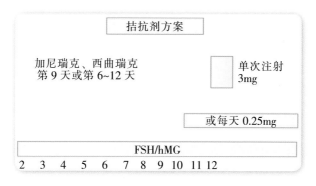

图6.1 **拮抗剂方案**

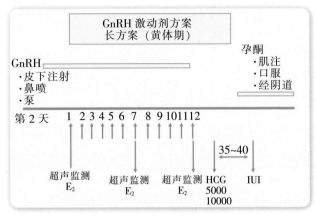

图6.2　长疗程方案

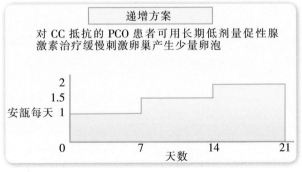

图6.3　递增方案

GnRH 由下丘脑产生，并刺激垂体产生 LH。亮丙瑞林作为激动剂可使受体脱敏而抑制 GnRH 产生，而加尼瑞克、西曲瑞克则阻断了 GnRH 的作用。加尼瑞克产生的下调作用更完全，同时需要更多量的

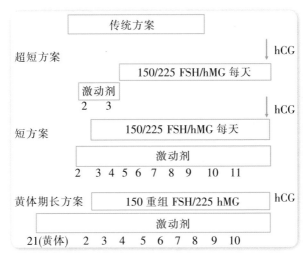

图6.4 传统方案

FSH。当 GnRH 的作用被这些药物阻碍， 垂体无法接受信号而产生 LH 峰。

应用 FSH 诱导排卵联合加尼瑞克或亮丙瑞林抑制，需对患者进行超声和雌激素水平的密切监测。当生殖专家认为卵子成熟，即可注射 hCG 或 LH ，并做好 36h 后的排卵和回收卵子的准备工作。

因为这些药物诱导了一个绝经的状态，因此它们的副作用类似于绝经期的表现。

■ 溴隐亭/卡麦角林

泌乳素也称母乳激素，因孕妇泌乳素升高可刺激母乳生成。当泌乳素在非妊娠妇女中异常升高时，称为高泌乳素血症，可引起不规则排卵或不排卵。

高泌乳素血症是由垂体的良性肿瘤导致，通常使用溴隐亭治疗。某些情况下，不孕症专家会建议进行手术切除。

高泌乳素血症也可由边缘型甲状腺疾病引起或为某些药物治疗的副作用。通常用溴隐亭或卡麦角林可以恢复正常排卵，其主要副作用是恶心。

■ 黄体酮

黄体酮在排卵周期中的作用是使子宫腔内膜做好接受和滋养胚胎的准备。黄体酮开始是由卵巢上的残留卵泡产生，即黄体，之后是由胎盘产生。

当黄体酮产生不足时称为黄体缺陷。这种情况可通过给予外源性黄体酮得到有效治疗。

IVF 周期中应用亮丙瑞林、加尼瑞克或西曲瑞克治疗的女性常常需要补充黄体酮，因为这些药物干扰了正常的黄体酮合成。

■ 人绒毛膜促性腺激素（Human Chorionic Gonadotropin，hCG）

hCG 被称为"妊娠激素"，其水平升高提示妊娠发生。hCG 也可协助卵泡发育及激发排卵。这是因为人体对 hCG 峰的反应和 LH 峰相似。

人绒促性素源自人的 hCG，有少许杂质。Ovidrel（艾泽）是来源于经基因重组的哺乳动物细胞，是与人类一样的纯 hCG。

当医生判断经 FSH 诱导排卵的卵泡已成熟时使用 hCG。在 IVF 周期中，通常在给予 hCG 后的 34 ~ 36h 取卵。在促排卵的 IUI 周期治疗中，也应用类似方案，应格外注意控制可能产生的多胞胎（>3）。

乐芮（Luveris，r-LH）

乐芮来自经基因重组的哺乳动物细胞，与人的黄体生成素完全相同。在低促性腺激素血症的不孕女性中，LH 显著缺乏（LH <1.2 IU/L）。乐芮可在起始促排和卵泡生长晚期使用（药品超说明书使用）。乐芮也被用于某些接受温和刺激方案的女性。

（李 萍 译，纪智勇 校）

第 7 章

控制性超促排卵

30%~40%的不孕症患者有排卵功能障碍。多数患者表现为月经异常或闭经。正常的月经周期是下丘脑垂体功能的晴雨表。由于患者的个体差异，她们的临床表现和对治疗方案的不同反应，使诱导排卵成为一个复杂而又充满挑战的问题。诱导排卵的目标因患者和临床条件的不同而异。通常诱导排卵的目的是为了募集卵泡并使至少一个含有卵母细胞的卵泡发育成熟，受精并持续妊娠。控制性超促排卵的目的则是为了募集多个卵泡并最大限度地获得细胞以尽可能受精和发生妊娠。

据 Bairds 理论（1987），自然周期中优势卵泡的选择过程如下。几个窦卵泡开始自发生长，但只有一个卵泡可成为优势卵泡，即在早期卵泡，血 FSH 升高前卵泡达到一定的大小和成熟程度。这个时期的标志为升高的 FSH，Baird 理论中定义其为"FSH 阈值窗"。只有最具潜能的窦卵泡才能够进入 FSH 阈值窗，并进一步发育成为优势卵泡。因此，有两种方式可以避开卵泡选择而使多个卵泡发育。

1. 理论上，小窦卵泡（直径 2~4mm）同时生长发育的数目是可以增加的。但是，进入窦卵泡阶段的卵泡数是由人类基因决定的，因此，增加卵泡数的方法无效。然而，血清 FSH 升高的这个阶段可以延长。根据 Bairds 解剖图，FSH 阈值窗可以"扩大"。这使得更多的窦卵泡可以同时生长到能进入扩大的 FSH 阈值窗所需要的水平。

2. 这样，通过延长血清 FSH 水平升高的时间，可以实现多个卵泡发育。该目的可以通过刺激内源性 FSH 的释放或使用外援性 FSH 实现。

抗雌激素刺激

氯米芬用于诱导排卵的历史悠久，应用广泛。作用机制为通过结合下丘脑雌激素受体阻止负反馈调节，刺激 GnRh 释放，升高 FSH 水平。

对于 WHO 定义的 II 型无排卵性不孕症患者，即有完整的下丘脑垂体轴患者，习惯上将氯米芬作为首选诱导排卵药物。但是，20%~25%的女性对氯米芬耐药。另有临床资料显示用氯米芬促排卵率（60%~80%）和妊娠率（20%~40%）存在差异，且有较高的妊娠流产率。

这些现象可能是由于氯米芬的外周抗雌激素作用所导致的，包括子宫腔内膜和宫颈长期的雌激素受体损耗。因氯米芬的半衰期长，其可在体内蓄积，损害子宫腔内膜的生长发育和减少宫颈黏液量。现在认为，高浓度的氯米芬及其异构体可损害胚胎生长和卵母细胞质量。黄体早期和植入前期子宫血流减少可能也是导致不良妊娠结果的原因。

■ 芳香化酶抑制剂

芳香化酶是细胞色素 P-450 血红蛋白中的微粒体，包括酶复合体超家族，可催化产生雌激素的限速步骤，即雄烯二酮和睾酮经羟基化为雌酮和雌二醇，使卵巢雌激素水平下降，其他组织如脂肪、乳房、大脑、肌肉和肝脏中的雌激素也降低。

芳香化酶抑制剂（aromatase inhibitors，AI）最早被用于治疗雌激素受体阳性的乳腺癌。第三代 AI 与前两代药物相比选择性和效果都显著提高。最近的资料表明，第三代 AI 比起作为二线治疗的他莫昔芬和紧随其后的孕激素治疗晚期乳腺癌，可提高患者生存率，适于作为一线治疗。

Mitwally 和 Casper 最早提出将第三代 AI（来曲唑）用于诱导排卵。早期报道表明来曲唑治疗 PCOS 患者的排卵和妊娠率令人满意，且不影响子宫腔内膜厚度。

第三代 AI 抑制雄激素芳香化为雌激素，且不像氯米芬一样损耗子宫腔内膜受体。这种形式的雌激素水平下降解除了下丘脑垂体轴的负反馈机制，引起 FSH 分泌增加。这样，在卵泡早期（周期第 3 天到第 7 天）应用，升高的 FSH 可促进卵巢卵泡的生长。同时，卵巢内的雄激素也可促进卵泡发育。

然而，AI 最有价值之处是与 CC 相比其半衰期短（45h）。由于药物很快即从体内清除，其抗雌激素作用在卵泡后期就停止了，当优势卵泡发育时，循环中的雌激素水平升高。这样并不破坏其后续的负反馈机制，卵泡晚期 FSH 的抑制与下丘脑垂体雌激素受体的下调无关，外周器官如子宫腔内膜、宫颈的副作用明显减少，这有助于提高妊娠率。

来曲唑的主要副作用为易发生多胎妊娠，尤其是在高剂量时。但多胎风险与氯米芬相当或略低（5%~8%）。卵巢过度刺激综合征少见。有些暂时的副作用如潮热，应用来曲唑的发生率低于氯米芬。高剂量时，来曲唑可引起一种特异性疲乏。据患者描述为一种愉快的感觉，渴望睡觉而非药物性疲乏。潮热是常见的副作用。但有人提出，绝经前期应用 AI 诱导排卵可致胎儿毒性和胎儿畸形。可随后的两项研究表明，应用来曲唑和自然妊娠相比，出生体重和胎儿畸形率无显著差异。其余不良反应发生率低于 1% 或仅见于少数患者，包括乳房疼痛、头痛、紧张、头晕、恶心、呕吐和疲乏。

对于轻度先天性输卵管因素导致的不排卵患者、宫颈因素的不孕症，来曲唑可提高妊娠率。但其确切机制尚不明了。但是，其成功率是自然周期妊娠率的2~3倍。

来曲唑对于不排卵 PCOS 患者的治疗很有效。50%~90%的 PCOS 患者对其反应良好。

来曲唑的安全性：来曲唑从 1999 年开始用于诱导排卵，还没有类似氯米芬的大规模研究。但截至目前，使用来曲唑是安全的。理论上，其较氯米芬安全，因其可被机体更快清除。实际上，多数周期排卵几乎没有来曲唑残留。

来曲唑已通过 FDA 认证用于治疗激素受体阳性的局限性或转移性乳腺癌，或是受体情况不明确的绝经期女性。但是，和其他许多药物一样（如米索前列醇），来曲唑还未上市用于诱导排卵，因此其运用为药品核准标示外使用。

▌ 促性腺激素刺激

促性腺激素用于治疗不孕症已有 40 多年的历史。第一个成功妊娠的病例是由 Lunenfield 在 1960 年报道的。研究表明应用外源性促性腺激素 FSH（hMG或纯 FSH）可提高血清 FSH 和诱发多个卵泡发育。而且，卵泡期的促性腺激素治疗还能增强黄体期的功能（图 7.1）。

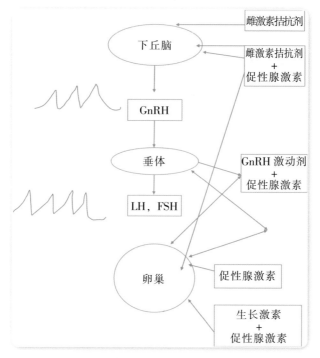

图7.1　**各种卵巢刺激可能的总结**

目前已知优势卵泡的选择发生在周期的第 5~7 天，应提前治疗来建立优势卵泡生长所需的环境。

可通过用 FSH 使数个卵泡同步发育并排卵。卵泡早期，外源性 FSH 促进颗粒细胞产生雌激素。这样可降低环境中的雄激素，避免周期初期出现的卵泡退化。

而且，FSH可提高发育卵泡抑制素的产生，这是预防出现过度刺激的安全机制（图7.2，图7.3）。

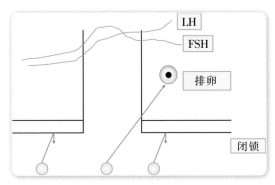

图7.2　自然周期优势卵泡的选择，只有一枚卵泡能进入"FSH阈值窗"

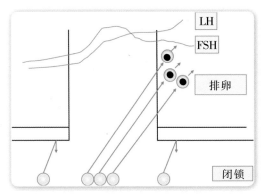

图7.3　通过放宽"FSH阈值窗"使得进入FSH阈值窗的窦卵泡数目增加，从而增加优势卵泡的数量

应用促性腺激素治疗过程中，升高的抑制素水平可调节刺激周期中的 LH 峰。

促性腺激素制剂

目前有三代促性腺激素制剂可使用。人绝经期促性腺激素（human menopausal gonadotropin，hMG）从绝经后的女性尿液中收集，含有 FSH 和 LH。目前常用的第一代 hMG 由雪兰诺销售，商品名为普格纳（Pergonal）。新一代促性腺激素的应用促使了第一代产品下架。

第二代产品（Urofolitropin）通过纯化人的绝经期促性腺激素，得到纯化度高于 95% 的 FSH，几乎没有 LH 活性。常用的第二代产品为高纯度促卵泡生成素（SERENO），暂时未上市，现市面上有的是 Menagon（FERRING 公司生产）。

人促性腺激素制剂的生产取决于收集大量妇女绝经后的尿液。尿作为来源意味着 LH 和人绒毛膜促性腺激素（hCG）产品的一致性有限。

重组 DNA 技术改变了整个促性腺激素的生产领域。重组人 FSH（卵泡刺激素 rFSH）应用仓鼠卵巢细胞系，引入人 FSH 基因。卵泡刺激素为纯 FSH，不包含任何 LH。因此，纯度 >99% 的 rFSH 可用于肌内注射或皮下注射给药。现有两种 rFSH：由 SERENO 销售的 α-FSH（Gonal F）和 ORGANON 销

售的 β-FSH（Puregon），这些制剂目前应用广泛。

常用超促排卵方案

应用于超促排卵的技术有很多。超促排卵联合 IUI 可提高生育力的机制尚不清楚。对此，已有部分理论形成。超排卵增加了受精卵细胞的数目。另外，部分女性不明原因不孕可能是由于轻度激素缺乏，而超促排卵可升高卵巢激素从而引起排卵。精子放置子宫腔的时机可通过 hCG 的使用得到优化（表 7.1）。

1. 需要大剂量氯米芬（150mg）排卵的女性，可通过降低氯米芬剂量和增加来曲唑提高排卵的概率。

2. 对大剂量来曲唑（7.5mg）无反应的女性，应额外增加促性腺激素。

3. 有胰岛素抵抗的女性，如 PCOS——可应用氯米芬/来曲唑联合二甲双胍。

4. 可联合应用促性腺激素、氯米芬和来曲唑。根据 Norfolk 的研究，可以应用两个剂量的促性腺激素，分别在周期第 3 天和第 5 天用。方案在年轻女性中结果良好。

5. 对最大剂量的氯米芬或来曲唑无反应的女性，可在第 3、5、7、9、11 天加用 rFSH。

6. PCOS 患者应尝试 rFSH 而不是 hMG。

7. 高龄和反应差的女性，可从第3~8 天使用高剂量促性腺激素，在第 7 或第 8 天进行卵泡测量后调整用量。

实际上，由于药物治疗的个体差异，对于准备行 IUI 的超促排卵患者没有确切的方案。

治疗开始以及卵巢反应强度的不可预测性，是所有卵巢刺激治疗的缺点。此外，发育卵泡的数目和成熟度存在差异，而且 LH 峰也可能提早出现。

表7.1 促排卵方案

药物名称	剂量	起始日期
1. 氯米芬 (CC)	100~150mg/d	周期的第 3~第 7 天
2. 来曲唑	5~7.5mg/d	周期的第 3~第 7 天
3. 来曲唑/氯米芬/二甲双胍	1500~2400mg/d 据 BMI 调整	不依赖周期的连续用药
4. + hMG	hMG 75iu	周期第 3 天
5. + FSH	FSH 50iu/100iu	周期第 3 天

（纪智勇 译，李 萍 校）

第 8 章

经阴道超声检查在监测排卵和IUI中的作用

过去几年，超声检查在不孕症领域广受欢迎，特别是经阴道超声技术在检查卵泡发育、子宫内膜发育以及自然和刺激周期盆腔血液循环方面的广泛应用。研究表明，自然周期排卵女性，卵泡生长与雌二醇水平升高直接关联。实时卵巢超声检查能够直观地观察卵泡生长以及卵子释放时卵泡消失的时间。超声观察卵泡发育快速、简便、直接、无创、省时，目前尚未发现其对生殖系统卵子有损伤。

为什么经阴道超声（transvaginal ultrasonography，TVS）优于腹部超声（ultrasonography，USG）

1. 缩短了探头与盆腔组织间的距离
2. 分辨率高易于评估
3. 无需膀胱充盈
4. 简便易被患者接受

患者TVS准备

- 在脱衣检查之前，先向患者说明检查要求
- 充分理解非常重要，患者必须完全同意检查程序
- 向患者展示超声系统和探头，能有效缓解患者紧张情绪
- 医生应向患者确保，仅有约 10cm 长的探头插入阴道
- 理想检查床高度约为 61cm，超声医生在检查过程中更省力
- 患者检查时应仰卧，用枕头支撑颈部
- 患者屈膝且双腿分置于检查床两侧
- 宫腔内人工授精指南
- 不建议使用妇科马镫；患者臀部位于检查床靠近医生侧，通常患者会更舒适
- 前曲的子宫会导致检查床阻挡探头柄
- 患者适当抬起臀部，即可解决此问题
- 检查室内应有女性陪伴，以避免医患法律纠纷

TVS位置和技巧 (图8.1)

医生坐位扫描，检查床位于其右侧，超声仪位于其左侧。

医生坐椅放于检查床末端靠左处。

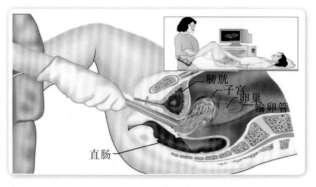

膀胱
子宫
卵巢
输卵管
直肠

图8.1　**患者体位与探头**

阴道探头在每次检查后都应根据生产商的建议做消毒处理。

采用专为超声设计的无菌布单罩住探头。

建议采用避孕套，因为避孕套易得易用。

将超声耦合剂放入避孕套内，然后将探头放入避孕套内。

左手带上医用手套。

探头套入避孕套后，顶端要另外抹上耦合剂。

耦合剂不仅有助于探头插入阴道，还能在探头和阴道壁之间形成一道保护界面。

分开阴唇，将探头缓慢插入阴道内。

■ 排卵监测

排卵监测是获得足够成熟卵母细胞，预防卵巢过

度刺激综合征 （ovarian hyperstimulation syndrome, OHSS）的需要。目前排卵监测方法有：

1. 激素测定——月经周期第 13 天血清 E_2 和第 22 天血清孕酮水平测定。

2. 月经周期的第 12 或第 13 天做 TVS。

3. 激素测定在IVF 治疗中是必须的。为降低 IUI 排卵监测的成本，唯一途径是进行 TVS 和血清 E_2 （雌激素水平）测定，当雌激素水平在 1000~1500 pg/mL 是最理想的状态。当每枚大卵泡 E_2 水平均达到 200~300 pg/mL 时，给予 hCG，在 E_2 即将达到峰值时注射 hCG，妊娠率最高。

经阴道监测

卵泡超声监测是现在不孕症门诊的主要项目。早在 1980 年代前，经阴道高频探头的运用就已经提高了盆腔内部结构的清晰度。将探头插入阴道，卵巢距离探头只有 3~5cm，特别对于肥胖和卵巢后置的妇女，提高了其检查的清晰度。除此之外，TVS 检查时减轻了患者不适，无需充盈膀胱。由于经腹超声技术无法简便清晰地显示卵巢和发育的卵泡，所以起初超声检查技术作为诊断女性不孕症受到阻碍，然而阴道探头设计的改进以及不孕症治疗的巨大需求，使得经阴道超声成为治疗女性不孕症的必备工具（图 8.2~图 8.5）。

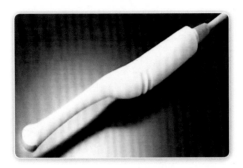

图8.2　经阴道探头

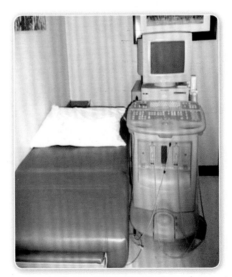

图8.3　经阴道超声仪

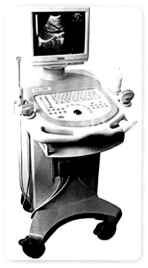

图8.4 经阴道超声仪

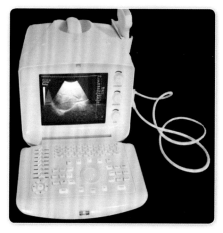

图8.5 便携式经阴道超声仪

■ 卵巢超声监测

1. 卵巢是最易显像的生殖器官（图 8.6 A、B 至图 8.8）。

2. 通过超声技术能清晰地分辨卵巢，其通常位于卵巢窝内。如果把经阴道探头插入阴道内，卵巢位于髂血管的前方。

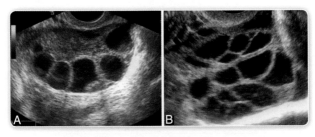

图8.6 多个卵泡发育。A. 被刺激的卵巢；B. 过度刺激的卵巢

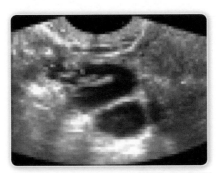

图8.7 内折征象

即将排卵的征象
a. 出现优势卵泡（通常长度在 16~18mm）
b. 无回声区卵泡周围出现双轮廓线（24h 内排卵）
c. 卵泡分离与折叠（6~10h 内将排卵）
d. 增生期子宫内膜
e. 盆腔积液增多

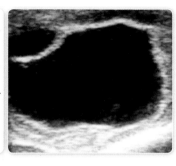

图8.8 临近排卵

3. 可探及卵巢的形态（正常的或多囊的），异常的还是滤泡性的。

4. 每个月经周期卵巢内都有数枚直径小于 10mm 的卵泡，超声很难探及。

5. 在卵泡刺激素（FSH）作用下，卵泡发育。在发育过程中，一个或偶尔会有两个卵泡发育为优势卵泡。

6. 大多数卵泡直径达到 10~14mm 之前即开始退化。

7. 优势卵泡直径每天增长 2~3mm，在排卵前直径最大达 16~33mm。

8. 有时在卵泡内能发现突起的光团，即为卵丘。

9. 排卵前 24h 可能出现折叠征或双边征。在 LH 峰后卵泡膜充血水肿，膜组织充血水肿，颗粒细胞层开始从卵泡膜上分离。超声上显示为折叠卵泡周围有一条回声减弱的线。

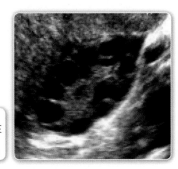

1. 增大的卵巢>8cm
2. 多枚小卵泡，直径在
   2~8mm
3. 排卵终止（卵泡不发育）

图8.9　多卵泡卵巢（类似多囊卵巢）

■ 超声检查多囊卵巢

超声可用于诊断卵巢大小正常的 PCOS 患者。同时，可为临床和或内分泌标准诊断 PCOS 提供不排卵的依据。

■ 超声监测子宫内膜发育

子宫内膜形态厚度和回声类型发挥着重要作用，在制订促排方案、监测周期以及预测临床结局方面，在自然周期和刺激周期内，不同阶段子宫内膜发生周期性变化都伴有典型的超声征象。

1. 子宫内膜的生长和卵巢激素水平相关。

2. 子宫内膜的超声诊断包括——子宫内膜厚度，子宫内膜类型，螺旋动脉血流以及子宫内膜容受性评价。

3. 子宫内膜厚度测量是指子宫纵轴切面上子宫平滑肌层之间回声界面的距离。

4. 子宫内膜增生期每天生长 0.5mm，黄体期每天生长 0.1mm。

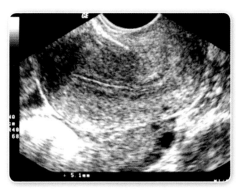

图8.10 三线征子宫内膜

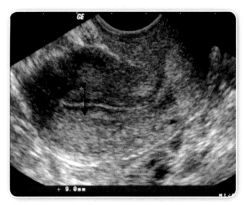

图8.11 增生晚期子宫内膜

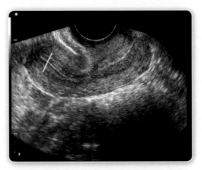

图8.12　测量子宫内膜

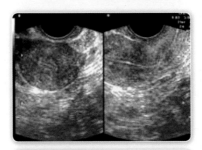

Smith 分级：

A 级：回声增强的子宫内膜表明处于排卵后或黄体期

B 级：子宫内膜回声与子宫肌层相似，这是卵泡晚期典型特征

C 级：紧贴子宫浅肌层切面区域出现反射强度降低的暗区。这是卵泡中期的特征

D 级：子宫内膜无回声而中央强回声，称为三线征

图8.13　子宫内膜分级

5. 排卵前子宫内膜厚度在 7mm 以上，有较高的妊娠率。

6. 在增生期典型的三线征中，中央线代表子宫腔，外层线代表基底层。两条亮线之间的低回声区域代表子宫内膜的功能层。

（李　萍　译，纪智勇　校）

第 **9** 章

精液分析

精液分析是不孕不育夫妇在临床诊断中最基本的检查项目之一。由于缺乏标准化方法和执业医生的支持，这项检查常常被忽视。

精液参数评估能为睾丸精子生成、男性生殖道通畅度和功能、副腺活动以及射精功能提供信息。

精液评估的临床应用价值快速提高，得益于引入了更多客观标准化的方法。

尽管总体精子质量的检测并不能完全说明到达受精部位精子的受精能力，然而精液分析仍能为个体的临床特征提供必要的信息。因此，为了检测结果能提供准确的信息，精液采集和分析必须有合适、标准的程序。WHO 发布了第 5 版精液分析标准指南就是最好的印证。

正常精液是射精时来自睾丸和附睾分泌的精子混合物，同时混有来自前列腺、精囊和尿道球腺的分泌物。最终的混合液是一种包含所射出精液的黏性液体。

精液参数变异

单次精液分析不能完全反映患者的基本生育力。必须通过多次分析，建立精液分析的量化参数。所有参数每天都会产生较大变化，正常样本系数变化可能超过 50%，而异常样本系数变化会更高。因此，有必要每 15d 做至少 2~3 次的精液分析，以便获得精液质量参数平均值。

最近一次射精与检查时间间隔长短对精液参数有重大影响，需观察禁欲 2~5d 的情况，以使标准保持一致。

采集精子前，医生必须给患者提供详细的书面告知或口头宣教，并提醒患者严格遵守医嘱。

样本采集与运送

必须合理采集与分析精液样本。

精液采集会使部分患者产生压力与不悦，甚至是厌恶、为难和尴尬。为此，医生要让患者放松，消除患者疑虑，使患者能够在身心都舒适的环境下采集精液。压力状态下采集精液可能会导致样本不足，从而导致误诊或错过治疗时期。精液取样应该通过手淫方式，射入干净的一次性宽口塑料容器内。

如果条件不允许，可采用特殊避孕套进行精液采集。不能采用普通橡胶避孕套，因其内含杀精涂层。避免性交中断法，因为多数时候在采集之初前段精液就已丢失。需要着重强调，精液样本应当完整，而射精前段精液富含精子。

样本采集房间应靠近实验室。如果条件不允许，精液样本应当在合适的温度下保存，并在采集后 1h 内送达实验室。

样本容器需贴上标签，包含患者姓名、采集日期以及其他识别信息。

精液的物理特征

精液在送达实验室等待详细检查（采集后 1h 内）之前，应尽早对其进行初步评估。

精液样本应在 24℃~27℃左右的室温下保存，否则保存在 37℃的保温箱内。

将保存样本的温度固定在 37℃，以实现标准统一。

应及时评估精液是否存在凝固，通常精液在 20min 内液化。样本采集后 1h 未液化，提示黏度高，应记录液化和黏度异常。

样本需要通过吹打或用移液管重复抽吸彻底混合，但要防止产生气泡。

需评估精液的颜色和气味。正常颜色是带浅灰的乳白色。精液透明说明精子数低或无精子。精液呈黄色、粉色或红色，预示着病状，需引起注意。黄色是由于患黄疸病；红色和粉色是由于血液污染。

任何腐烂异味或尿液异味都应引起注意。

精液体积测量是将其全部倒入锥形试管内，精确到 0.5mL。

精液量过多或过少都会导致不育。正常射精量每次在 2~6mL。

将精液吸到吸管时可观察其黏度。如果样本是滴滴分明地离开吸管，则黏度正常。如果样本有超过 2cm 的细丝，则黏度偏高。

评估完精液的物理参数后，用 pH 区间为 6~9 的窄幅试纸测量样本的 pH。

pH 试纸侵入精液，有 30s 的稳定时间进行颜色比对，pH 精确到小数点后一位。

正常 pH 在 7.2~8.0 的碱性区间。如果 pH<7.0 且伴无精子症，患者存在射精管阻塞或是先天性双侧输精管缺如。

pH>8.0 可能存在感染和精液高黏度。

目测精子活力

在获得精液的物理参数之后，可利用简单涂片评估精子活力。

采用相同尺寸的盖片观察同等数量的精液，实现标准化。将 10μL 精液滴在 22mm×22mm 盖片上即可。相差显微镜最适合做细节评估,普通双目显微镜也可用于评估精液样本。在高倍镜下至少随机观察5~10个视野。对精子活力的评估应基于上述标准。

现有多个精子活力评分体系,标准是基于精子的运动速度、运动质量等。判断精子活力基于半主观量表。

A 级:快速前向运动精子

B 级:慢速前向运动精子

C 级:非前向运动精子

D 级:不动精子

在对选定的每块小区域进行分析时,首先计算快速前向运动精子数。新进入该区域的精子不计在内,只计数区域划分时即已在该区域内的精子数。之后分别计算慢速前向运动、非前向运动和不动精子数。

评分需至少连续记录 200 个精子活力状况。

正常精液含有 50% 以上的活动精子,其中至少25% 为快速前向运动精子。

在用 Makler 计数板或一次性计数玻片计算精子总数的同时,可进行上述观察。

其他微观观察

精子活力评估之后,可观察精子聚集或精子凝集。如果精子聚集,需要观察它们是头对头,尾对尾，还是头对尾凝聚。有必要估计参与凝聚的精子的比例。发生凝聚意味着可能存在抗精子抗体。

其他细胞成分和残渣

即便精液样本来自正常生育力的捐赠者，通常其中也包含大量其他细胞以及残渣污染。

圆形细胞

区分圆形细胞是白细胞还是未成熟生殖细胞十分重要。如果每个高倍视野下出现一个以上圆形细胞，则有必要鉴别以确定其是否为白细胞。

利用特殊染色法，白细胞会产生褐色颗粒，生殖细胞则不存在。

出现大量白细胞意味着存在感染。少精子症存在圆形细胞数量增多。

上皮细胞

生殖系统上皮细胞常常污染精液。上皮细胞数量增多意味着感染。

红细胞

红细胞通常不会污染精液。大量红细胞出现导致精液呈粉色或红色，应视为异常。

微小碎片

微小碎片也包括比精子头部小的无核胞浆团，在正常精液中可能大量存在。这些都可以根据上述方案进行评估。

精液浓度测量

准确测量精液浓度和精子总量是评估精子生成的重要定量参数。

鉴于这些参数的重要性，各种设备设置正是为了检测准确。

各种计数池

传统方法是依靠准确的容积稀释法，利用阳性移液管和改进的 Neubauer 计数池。

该方法是在碳酸氢钠和甲醛的混合液体中将精液以 1:20 的比例稀释。将混合液装入 Neubauer 计数池，湿润环境下精子静置 5min，然后计算出 5 块正方形的红细胞计算区域内的精子数，单位以 10^6/mL 计。

Cryocell 精子计数池或其他类似的计数池都是为了得出未稀释样本的精子数。额外的好处是可以同时评估精子活力和数量，如果采用相差显微镜，还能评估形态。采用 Cryocell 计数池可实现快速评估。

Cryocell 计数池网格为 0.1mm×0.1mm 的正方形，

深 10μm。

精子数超过 20×10⁶/mL 为正常。

精子形态评估

为了全面评价精液样本，精子形态特征评估与精子数量和活力评估同样重要。理想评估方法是利用相差显微镜观察不固定、未染色、新鲜样本。由于精子头部极细小，这需要极高技巧。因此，有必要用新鲜精液样本制作风干涂片。涂片采用洁净玻片制作而成，将精液固定在玻片上，然后用合适的染液染色。

常用的染液包括 Papanicolaou 染液、Giemsa 染液、Leishmann 染液、Shorr 染液等。可根据个人喜好自由选择。

精子形态分类

形态评估的主要问题是人类精子的多形性。体外精子筛选和女性生殖道内存活精子筛选方面的研究可帮助界定正常人类的精子标准。

WHO 制定的正常精子标准得到了广泛认可。此标准最初是为染色涂片正常精子提供计量尺度。最近，Kruger 等提出采用严格标准。此标准在预测体外受精成功方面行之有效。尽管二者在衡量精子头部长宽及精子尾部长度上都采用相近的计量尺度，不过严格标准包含更多细微的异常现象，而根据 WHO 的标准，这些现象均属正常。

正常精子头部长 3~5μm，宽 2~3μm，呈完美的椭圆形。中段直径约 1μm，轮廓笔直规则，与头部的纵轴线必须保持一致，长 7~8μm。尾部必须细长，不缠绕，长至少 45μm。根据严格标准，不符合以上标准的精子均属异常。

最近 WHO 批准一项新的严格标准计算指数。该计算指数与受精相关。

畸形精子症指数(Teratozoospermic index,TZI)

计算精子数和多发畸形数。例如，头部、中段和尾部均异常的精子，精子数计为 1，异常数计为 3。此为多发畸形精子症。TZI 值超过 1.6 表明受精率极低。此患者可立即行 ICSI 治疗。

精液参数解读

许多临床方法能确定有生育能力的精液最低标准，其中一种方法是比较生育力正常男性与不育男性精液评估结果。另一方法是对比不孕不育夫妇与治疗周期中怀孕的夫妇。评估结果与一些评估标准相矛盾。这两种方法的共同缺陷是仅凭单次精液评估做出预测。

很难仅以单次评估或一组检测对生育能力做出预测，因为有无生育能力取决于精液总体的功能参数，仅仅依据某一方面评估是片面的。

WHO 认为这些标准属正常。

精子功能检测

除了上述提到的生育能力评估常规方法之外，不同学者提出和支持不同的精子功能检测方法。

这些方法能够检测出精子特定部分功能，为卵母细胞受精提供依据。

精子膜功能

精子膜结构和功能可以通过评估精子活率和低渗肿胀试验加以确定。

■ 存活率

精子存活率检测

伊红染液无法进入精子膜完整的活精子头部，因此，精子在暗色的背景下呈白色。伊红染液进入膜结构有缺陷的精子内，使其呈粉色。因此，精子存活试验可以证明精子膜结构完整与否。

低渗肿胀(Hypo-osmotic Swelling，HOS)试验

HOS 试验检测精子膜结构功能的完整性。尽管

精子存活率和 HOS 的结果互相关联，但两者能获得关于精子膜功能的不同信息。将精子暴露在低渗透溶液下，如果精子膜功能完整，精子会吸收溶液中的水分，导致精子尾部不同程度卷曲。如果精子膜有缺陷，精子尾部不卷曲。

■ 精子膜结合、获能和渗透试验

精子活力超活化

精子超活化与特定的精子活力类型有关，也极有可能与精子获能有关，其特征表现为鞭毛活动和摆动频率上升，游动速度下降。此精子活力与其获能能力相关。

半透明带试验

此试验评估精子与空透明带结合的能力，并与体外受精结果紧密关联。

透明带仓鼠穿卵试验或精子穿透试验检测的是最终受精能力。该试验极其复杂，只能在极专业的研究实验室中进行。

顶体检测与反应

精子在女性生殖道内的数小时里会发生生物化学变化，引发获能。这既是产生顶体反应的前提，也是精子穿透透明带的前提。新鲜精子在体外或女性生殖道内未经历这种变化则卵子无法受精。这一过程涉及精子膜内发生复杂的生化和物理变化。

精子头部的顶体区含有非活性的顶体酶。顶体酶激活后向透明带释放而精子穿入。获能精子能够释放顶体酶，所以计算发生顶体反应精子数和能够进行顶体反应的精子数是一项非常重要的精子功能试验。此类试验极其复杂，超出了多数生殖医学中心的能力范围。

三重染色

三重染色技术利用含有孟加拉玫瑰红特殊染色方法检测不完整的精子顶体。孟加拉玫瑰红可选择性染色精子顶体，染色缺失说明顶体不足或丧失。该染色方法可用作激发试验，检测初始阶段及激发后发生顶体反应的精子比例。

荧光技术

将各种荧光配体附着于顶体线外膜、内膜、顶体酶、有活性顶体酶等不同结合部位，可得到各项功能参数。

荧光配体包括各种凝集素、金霉素、多克隆和单克隆血清以及各种蛋白质等。

顶体酶测量

顶体酶是一种蛋白水解酶，采用特殊检测方法测量。

明胶膜溶解试验

这是最简单的顶体分析方法之一，能够检测其完整性。将一层薄薄的精液涂在明胶膜上，置于潮湿环境中孵育。顶体酶完整的精子会消化明胶膜，在其周围形成蛋白酶晕轮。

抗精抗体

通过直接免疫珠试验可检测精子表面是否存在抗体。IgG 型和 IgA 型抗体可分别通过 IgG 和 IgA 包覆微珠加以检测。同理，利用抗球蛋白可间接检测血清中的抗体。

首次观察人类精子可追溯到 1677 年。

Leeuwenhoek 采用改进的显微镜首次观察到人的精子，但当时人们并不了解精子的作用。

1883 年，Van Beneden 描述了染色体数量减少坏死的过程。直到 1956 年染色体数目才最终确定为46条。

正常的精液是一种精子悬液，混合着来自睾丸、附睾、精囊、前列腺以及尿道旁腺的分泌物（图9.1）。精液由两部分构成。

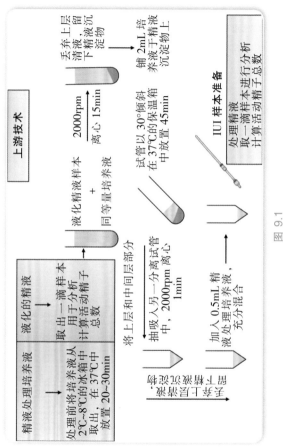

图 9.1

■ 睾丸产生的精子

精浆是由 1/3 的前列腺分泌物和 2/3 的精囊分泌物混合而成的一种营养液。

前列腺分泌物含柠檬酸、酸性磷酸酶和锌，pH 低。精囊分泌物黏度高，含果糖，pH 高。

精液分析评估男性精液以及精液中精子的特定特征。筛查不育问题或检验输精管结扎术成功与否，均需进行精液分析。捐精、种马育种和农场动物育种也采用精液分析。许多男性，尤其是大龄男性进行精液检查，常规性病或遗传缺陷检查，作为常规育前筛查部分。 但并不是常规做法。除非患者特别提出或医生在查看患者病史，或患者进行体检时发现其在这方面极有可能发生病变外，大多数医生并不建议检测精液和精子（以及男性患者的基因组和性病情况）。此类检查，尤其是全方位检查，昂贵耗时，而且大多数医疗保险都不能完全承担这类检查费用，除非检查方案和项目在承保范围内，并且保险公司认为检查理由充分。

在精液分析中与生育有关的特征只是精子质量的一部分。有资料显示，精液分析结果正常的男性中，30%实际上精子功能异常。相反，精液分析结果异常的男性却也可能生育而成为父亲。

WHO精液参数指标

参数	最低参考值 WHO-2004 (第4版)	最低参考值 WHO-2010 (第5版)
精液量（mL）	>2	1.5
精子总量（10^6/每次射精）	>6	39
精液浓度（10^6/mL）	20	15
总活动率（PR+NP, %）	50	40
游动活动率（PR，%）	25	32
活动率（活精子，%）	>75	≥58
精子形态（正常形态，%）	>30	>4
其他共识参考值		
pH	7.2~7.8	>7.2
过氧化物酶阳性白细胞（10^6/mL）	<1.0	<1.0
MAR试验（有黏附珠的活动精子，%）	<50	<50
免疫珠试验（有黏附珠的活动精子，%）	<50	<50
精浆锌（μmol/每次射精）		>2.4
精液中性葡萄糖苷酶（mU/每次射精）		>20
精浆果糖（μmol/每次射精）		>13

宫腔内人工授精精子制备

采集方法

采集精液样本最常用的方法是手淫，射入干净取精杯内。

精液样本可使用专用避孕套进行性交采集。由于乳胶对精子有害，所以采精避孕套由硅或聚氨酯制成。大部分男性更愿意使用避孕套而不是手淫来采集精液。有些宗教严禁手淫，还有些宗教禁止避孕，所以信徒们会刺破采精避孕套。

第三种方法是通过性交中断法采集精液，即男性在性交结束前将阴茎从伴侣体内移出，将精液射入杯中。

最后，如果是输精管梗阻导致的不育，可直接从附睾中提取精液，这种方法称为经皮附睾精子抽吸术（per cutaneous epididymal sperm aspiration，PESA）。另外，也可通过睾丸组织取精。这种方法称为睾丸取精术（testicular sperm extraction，TESE）。

1. 仅用水清洗生殖器和双手，不应采用肥皂或其他清洁剂。

2. 最好通过手淫采集精液。

3. 无法手淫男性必须采用不杀精和无润滑剂采精避孕套。

4. 强烈反对通过性交中断法采集精液。由于前段精液精子浓度极高，性交中断可能会丢失精子。

5. 如果精液样本用于分析，需禁欲 3~5d。如果用于宫腔内人工授精，无需禁欲。

6. 样本必须通过手淫留取。

7. 样本必须射入无菌容器内并贴上标签。

8. 医疗中心和患者夫妇有责任确保采用合适容器。

9. 容器必须只在留取样本时打开。

10. 收集全部样本，密合盖子。

11. 不收集取精杯外样本。

12. 取精后用肥皂和其他清洁剂清洗生殖器和双手。

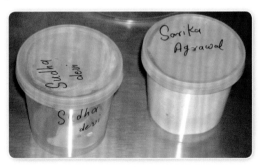

图9.2　精液容器

逆行精液样本采集

1. 必须用两个容器采集逆行样本。

2. 如果样本用于 IUI，需向患者开具碳酸氢钠处方。

3. 在样本采集前夜，患者必须饮用含 4g 碳酸氢钠的水。

4. 次日早晨患者需再饮用含 4g 碳酸氢钠的水。

5. 患者在留取样本前必须排尿。

6. 通过手淫将样本采集入容器内。

7. 盖上容器。

8. 用另一容器采集射精后的尿液。

9. 将两个容器交给实验室做处理。

10. 尿液样本在处理前必须用离心机分离。精液沉淀物必须用培养液冲洗，然后同精液分析一样，利用上游法或密度梯度分离法分离精子。

精液分析

1. 样本必须充分混合，同时注意避免产生气泡。

2. 用细棒将一小滴样本置于低圆盘中心。

3. 抓住盖片两侧黑色顶端，并置于底盘 4 个立柱上，再次观察是否出现变色。这能确保样本自动形成厚度为 $10\mu m$ 的薄层。

4. 建议将一小滴样本铺满整个低圆盘区。

5. 样本只要不超过底盘的 4 个支柱，即便偏多也并不影响分析结果。

6. 盖玻片一旦放下需避免再次触碰、抬升和重盖，否则可能会导致样本精子分布不均。

7. 用手柄抬起计数池，置于显微镜载物台上。

用压片夹将计数池调整到合适位置。

8. 建议使用 20 倍物镜和 10 倍目镜。除非使用 20 倍目镜，否则 10 倍目镜下精子过小。考虑到盖玻片的厚度，不能使用 40 倍物镜。

9. 对焦后，调整显微镜载物台，使格子位于视野中央。

a. 不使用 40 倍物镜观察计数池。

b. 对焦过程中可能会损坏盖玻片。

c. 即便使用合适的 20 倍物镜，也要注意不在盖玻片上进行处理。

d. 物镜镜头在盖玻片上方 1mm，通常可清楚地观察图像。

活力评估

1. 为防止错误，建议在 3~5min 内完成样本活力评估，避免精子从边缘游到中央。

2. 先后计算 9 或 16 个小方格内所有不动精子数和活动精子数，将活动精子按 +1 到 +4 的活力等级分级。对网格内的另一区域以及另外 3~4 滴样本重复同样的操作，计算平均活力。

精子数量

1. 如果精子过于密集活跃，要先制动精子。先将一部分样本转移到另一支试管中，然后将试管放在水温为 50℃~60℃的水（将 2/3 杯沸水和 1/3 杯自来水混合即可）中静置 5min。

2. 将一滴充分混合并预先加热样本置于计数池上，覆以盖玻片。

3. 计算正方形网格内的精子头部数量，方法同数血小球计内血红细胞方法一样。

4. 如果精子数量大，则计算一长条上 10 个小正方形内精子数。这一数字就是精子浓度，单位 10⁶/mL。

5. 重复计算 1~2 次，确定平均数。另外，建议再计算 2~3 滴样本的精子数，提高数据可靠性。

6. 如果样本为少精，最好计算整个网格内精子数。计算得出数字后×10^5，结果即是精子浓度，单位为10^6/mL。

精子形态

1. 可对含有制动精子的未染色样本做快速形态评估。

2. 建议使用相差显微镜。计算网格内某一区域内所有正常精子和异常精子数量，对其他样本重复此操作，计算出 200 个或所需的任何数量。

3. 然后计算正常精子和异常精子的比例。

a. 如果网格区域内出现气泡，建议更换一滴样本，除非气泡极小，不影响分析。

b. 同一样本中，如果每滴精液的精子数存在重大差异，意味着样本浓度高导致混合不均或计数池表面不清洁。

　　c. 计数池里的精子预加热后不及时计数，有时会凝集。

　　d. 用充分混合的新样本代替原样本。

　　e. 如果样本放置过久，本身会结晶，虽然这不妨碍计算的准确性，但会增加计算难度。

Makler 计数池应用注意事项

　　1. 不要用自来水浸泡或清洗计数池。

　　2. 将刷子浸入清水或无腐蚀性的无菌溶液中，轻刷玻璃两面。

　　3. 拧干刷子，用海绵擦干计数池内残留的水。

　　4. 最后用专门的拭镜纸擦干计数池表面。

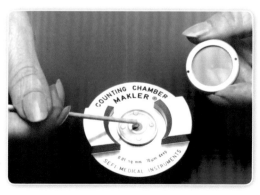

图 9.3　将精液样本放入Makler计数池

5. 尽可能避免接触盖片立柱。

6. 多数情况下，焦距在第一次观察时设定后无需再变，只要把计数池放在合适的位置，放上或取下载物台，不需改变高度。

精液处理技术选择

精液洗涤前活动精子总数：

计算活动精子总数

a. 记下精液液化后体积

b. 精子数/mL

c. 总数=精液体积×精子数/mL

d. 活率%=100×不动精子数/精子数/mL

e. 活动精子总数=精子总数×活率%/100

为什么需要洗涤精子？

1. 清除精浆。

2. 剔除不动的、形态有缺陷的以及未成熟的精子。

3. 清除碎片和脓细胞。

4. 优选活动精子。

5. 使活动精子获能。

IUI 前样本制备

A. 技术方面的合理解释

B. 合理咨询：

风险

并发症

预期结局

C. 保险：

简单

价廉

不同于 IVF，是非侵入性的

精子处理技术

采用各种制备步骤，目标是以最小机械力将精子从精浆中彻底分离出来。大多数医疗中心通过在低克值（500g 为佳）短时间（5min）重复（3 次）离心样本来实现这一目标。这对正常样本而言已经足够。然而，样本质量越低，就需要更严格的方法。通过改进技术，减少对精子的物理伤害，同时彻底分离污染物质。技术改进包括以下三大类：

A. 精子洗涤法

B. 上游法

C. 密度梯度法

精子洗涤法

液化样本用 4~5mL 缓冲液稀释，然后在 270~300g 下分离 10min。精子沉淀物在 0.5mL 缓冲液里悬浮拟行 IUI。这一方法简单，却无法分离出细胞残渣、异常精子以及不动精子。

上游法

此技术利用精子的本身活力分离出精浆和污染细胞（图 9.2）。

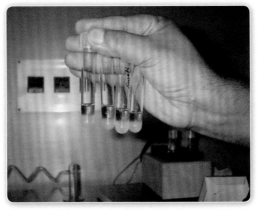

图9.4　**直接上游法**

1. 通常的做法是在试管中将 0.5mL 精子置于 2mL 培养液下，在 37℃的温度下培养 1h。

2. 1h 后，可提取上方 80%的培养液，其中包含活动精子。进行 1~2 次离心分离（500g，5min），将微量精浆分离出去，即告完成。此方法能实现精子活动水平达 72.7±2.67%。

3. 另一种上游法是先通过两次离心分离将精子

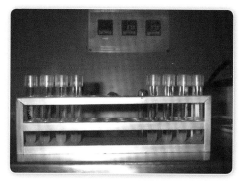

图9.5 **直接上游技术**

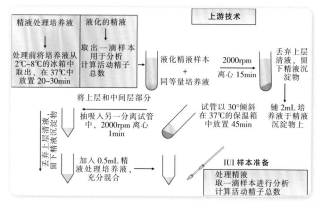

图9.6 **精子处理技术**

从精浆中分离，然后将精子沉淀物孵育 30min，以便让活力强精子获能。

    4. 使用两种上游法之后对精子进行评估，随后进行一轮离心分离和再悬浮，使得样本制备比先进行两次离心分离再用上游法制得的样本质量高。

白蛋白柱法步骤

1. 分离精子的另一种方法是将精子铺在装有 1.5mL 培养液的小圆柱上方。培养液含 7.5% 血清白蛋白。

2. 在每个圆柱上方轻轻铺上 0.5mL 精液（精液用含 3% 白蛋白或 8% 血清培养液以 1:2 比例稀释），在 37℃ 温度下放置 1.5h。

3. 1.5h 后，将最底层的 0.5mL 液体从圆柱体内移出，并在 500g 下离心 5min，回收精子。

4. 一份样本通常足够做 10~12 个小圆柱，然后集中圆柱里的精子残液。

5. 此方法平均活率水平为 70.7%，优于上游法。

Percoll 梯度法

1. 采用不连续 Percoll 密度梯度法，需用 Ham 的 F-10 培养基培养液来稀释 percoll 分离液，目的是为了制备浓度分别为 90%、80%、70%、55% 和 40% 的等分溶液。

2. 用移液管依次将 1mL 浓度为 100%，90% 和 100% 的 percoll 层相结合，生成不连续梯度。用两体积量的 Ham F-10 培养液稀释，并在 160g 下分离 10min。

3. 将精液沉淀物倒入含 10% 血清的 1mL 培养液中，使其重新悬浮，然后进行最后的离心分离和重悬浮。这一技术尽管复杂，可提供优质的精子，对精子活力不足的患者疗效显著。

4. 由于内毒素水平高，不推荐使用基于二氧化硅的密度梯度法做精子制备。

纯精子制备

1. 基于纯细胞分离法制备精子通常要用到碘克沙醇和摩尔分数的聚蔗糖（Ixaprep 或 Medicult）。

2. 低密度和高密度的培养液以 1:1 的比例分层铺放，上铺样本层。离心分离后取用 0.5~0.7mL 沉淀物。

精液处理工具

密度梯度法：

1. 单层密度梯度法

2. 双层密度梯度法

3. 多层密度梯度法

双层密度梯度法步骤（图 9.8）

1. 下层为 90%，上层为 45%，含精子清洗液。

2. 不连续浓度梯度法是处理精液样本的理想方法。

3. 该方法最近取得创新，不连续密度梯度法液体用量减至 1mL，而不是传统的 2mL。

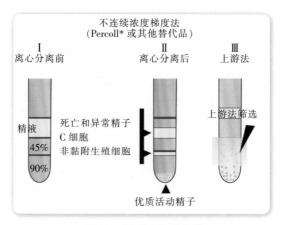

图9.7　**双层密度梯度法**

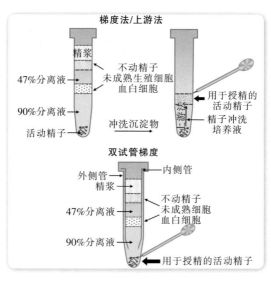

图9.8　**精液处理：上游法和双管密度梯度法**

4. 不连续迷你密度梯度法有如下优点：

• 精子移动更佳

• 保留了剔除白细胞、未成熟精子和形态缺陷精子过滤能力

• 正常精子回收比例高

• 低成本

5. 下层密度梯度溶液（90%）——1mL，置于"组织培养试管"；因此，精液处理全过程都在无内毒素的环境下进行。

6. 上层密度梯度溶液（45%）——1mL 和精子清洗液。

单层密度梯度法步骤

1. 60%密度梯度溶液和精子清洗液。

2. 密度梯度溶液置于"组织培养试管"，所以精液处理全过程都在无内毒素环境下进行（图 9.9，图 9.10）。

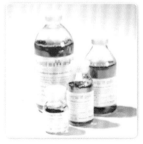

图9.9 **精子清洗液**

3. 用组织培养试管，将液化精液铺在预先准备好的密度梯度溶液上（图 9.11）。

4. 在 2℃~8℃下，保存期限为 12 个月。

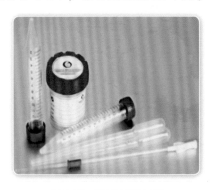

图9.10 　精子采集工具

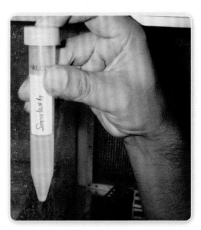

图9.11 　密度法

（沙艳坤　译，沙艳伟　校）

第 *10* 章

宫腔内人工授精技术

　　无论联合或不联合促性腺激素促排，IUI无疑已经是治疗不孕不育切实有效的诊疗方法。

　　这是一种简单、无创、廉价而成本-效益高的技术，对夫妇中因宫颈因素、不明原因不孕或严重男性因素性不孕，妊娠率可达18%~20%。无论是否配备IVF设备的中心，均可进行IUI。但如果发生卵巢过度刺激综合征（OHSS）等并发症，配备IVF设备的诊所更有优越性。如有必要，IUI治疗周期可转为IVF周期，还可冷冻保存胚胎。

指　征

1. 异常精子参数（$>10\times10^6$/mL回收活动精子数）
2. 免疫因素
3. 宫颈黏液免疫因素
4. 性交困难：

- 阴道痉挛
- 阳痿
- 逆行射精

5. 不明原因不孕

IUI方法

IUI可在自然周期或促排周期中进行。IUI时机恰当可获得高妊娠率。

A. 时机选择

- 基础的TVS是在月经周期的第2天或第3天
- 在月经周期第12或第13天做卵泡监测
- 卵泡直径达18~20mm
- 注射hCG 5000单位

B. 授精时间

- 单次IUI：hCG注射后36~38h
- 两次IUI：hCG注射后24~48h

C. 步骤（图10.1A、B）

1. 无需镇痛。

2. 操作过程无疼痛，偶有患者会发生类似子宫痉挛引起的疼痛。

3. 手术室光线充足。

4. 女患者在排空膀胱后取膀胱截石位，略呈头低脚高位。

5. 处理后的精液标本Meckler计数板计算并评估

活力。

6. 临床医生与和实验室技师与试管上的标签交叉核对，确认标本的身份后，再将处理后的精液标本从实验室送到手术室。

7. 临床医生应用抗菌皂清洗双手达前臂，进行授精手术操作最好戴帽子、口罩及无粉手套。

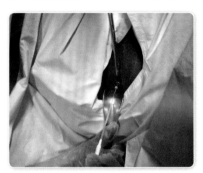

图10.1A　授精操作

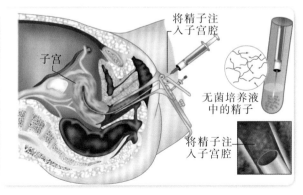

图10.1B　IUI操作步骤

105

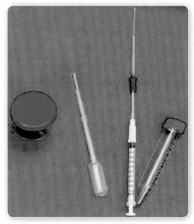

图10.2　IUI仪器

8. 备无菌生理盐水，清洁外阴。用窥器暴露宫颈，宫颈外口用生理盐水棉球温和清洁。

9. 将人工授精管连接1mL注射器上，吸取制备好的精子标本。

10. 应认识到导管中无效腔对悬浮精子的受精量的影响重大。

11. 用精细可塑的IUI导管将制备好的精子混悬液（0.5mL）注入子宫腔。

12. 注射过程应小心谨慎，避免出血。

13. 患者术后平躺15~20min，方可回家。

14. 如果无月经来潮，在IUI手术后16d进行验孕。

D. 黄体期支持

如果在自然周期中怀疑黄体功能不足，可按以下方式进行黄体支持：

 hCG

 黄体酮

超促排卵IUI的益处

 1. IUI周期的妊娠率高于按性交时机进行的宫颈管内授精。

 2. 技术简单而无创。

 3.与IVF相比费用低廉。

IUI的缺点

 幸运的是，几乎没有严重并发症。

- 子宫痉挛
- 阴道点滴出血
- 胃肠不适
- 感染
- 控制性促排风险——重度OHSS
- 多胎妊娠
- 宫外孕

并发症

- 血管舒缩症状
- 盆腔感染
- 抗精抗体产生

哪一种才是理想的方法？

洗涤后的精子注入子宫腔，精子混悬液0.2~1mL不等。目前尚不清楚洗涤后的精子是否只与子宫发生反应还是也会穿过输卵管。

授精可通过团注技术、锭剂授精（pastille insemination）和缓释技术实现。

团注技术是将全部精液在1~2min内注入子宫腔。

锭剂授精是将一支高压注射器连接到1.0mL的注射器上，然后在15~20min内将精液注入子宫腔。

缓释宫内授精技术是将洗涤后精子连续不断的缓慢注入子宫腔。由于可能会导致不良的免疫反应，甚至是引起多精受精，所以这种方法并不推荐。

IUI术前一天准备

操作室：
- 检查光源
- 高压灭菌仪
- 检查操作台

实验室操作：
- 开启培养箱
- 检查培养箱内温度和CO_2浓度
- 将培养液放入培养箱，盖子拧松
- 给移液管泵充电

- 检查层流
- 检查离心机
- 检查显微镜和Meckler计数板
- 组建次日晨 IUI 手术团队

IUI患者选择标准

- 40周岁以下女性
- 不孕至少一年半以上
- 经腹腔镜/子宫输卵管造影术/子宫超声造影术确认输卵管通畅
- 假定周期排卵推断证明：

  双向基础体温记录

  黄体期>12d

  黄体期（P）>35 nmol/L

  排卵的超声证据

男方：

两次精液分析评估，每次完整标本至少有10×10^6/mL活动精子回收

有如下诊断患者可进行IUI：

  不明原因性不育

  男性因素

  免疫因素

  宫颈因素

  轻度子宫内膜异位症

男科学实验室安全指南

人的体液，如精液和血液，视为潜在传染源，须小心处理。

男科学实验室的所有工作人员应当注射乙肝疫苗。必须采取避免尖锐物品（如针、刀片等）意外割伤的预防措施。如将其置于有标识的容器内，在装满前封闭，并按实验室处理其他危险物品的方式处理。

应采取措施避免标本溢出。

工作人员应戴一次性橡胶手套，离开实验室时必须将手套丢弃。

戴手套时不触摸手机或门把手。

必须穿实验室工作服。

IUI精液数据

日期：

姓名：　　　　　　　　年龄：

配偶：　　　　　　　　时间：

地址：　　　　　　　　诊断：

电话：

处理前	处理后	IUI	第一次 IUI	第二次 IUI
量		日期：		
pH		新鲜/冰冻：		
浓度×10⁶ (N/mL)	浓度×10⁶ (N/mL)	制备稀释：		
活动率 (%)	活动率 (%)	准备方法： 直接铺层		
a:	a:	法/沉淀法/		
b:	b:	上游法/密		
c:	c:	度梯度法/		
d:	d:	其他方法		
形态(N%)	形态(N%)	注入量： 授精		
白细胞凝 聚：		浓度×10⁶ N/mL 活动率%		
评价： 低精子量/黏 滞性/黏液性				

精液处理者：　　　　　　　助手：

负责实验室：　　　　　　　学科主任：

IUI简明报告

XXX女士，25岁，W/O。患者系原发性不孕症，于2012年6月13日晚11：40在我院接受宫腔内人工授精。末次月经2012年5月31日。服用来曲唑2.5mg每日一次，共5天。2012年6月11日经阴道超声检查示，右侧卵巢有一枚成熟卵泡。2012年6月11日晚8点，患者接受hCG（5000单位）注射。注入约1.0mL处理后精子标本。总体回收活动精子浓度为6×10^6/mL，活动率为80%。

注：

进行hSG检查示双侧输卵管均畅通

口服黄体酮进行黄体支持

休息3天

避免蹲坐

次日起，连续两天自然性交

祝她好运。

授权签字：

IUI患者同意书

我们（女方全名）

和（男方全名）

住址（完整地址）

请求位于辅助生殖中心工作人员

帮助我们进行宫内人工授精方式助孕。

1. 我们与＿＿＿医生于＿＿＿年＿＿＿月＿＿＿日进行了充分的讨论，也已阅读IUI患者须知，并已阅读宣传单。我们知道：

a. 宣传单中详细讲述激素及其他药物是为了刺激女性体内卵泡发育，卵泡含有卵子。

b. 需经腹部或经阴道超声监测卵泡发育。

c. IUI手术是用配偶的精子实施。

2. 我们同意这些程序，并视情况需要，可施用此类促排卵药物。

3. 我们理解并接受，这些治疗程序不一定会导致妊娠，无法确保成功率，我们同时理解并接受，医学工作者无法确保妊娠后一定能生育健康活婴。

4. 我们理解，无法保证卵子在任一周期内都会生长。有时在未完成治疗的情况不得不放弃治疗周期。

5. 我们知道，由于医学或技术方面的原因而放弃宫腔内人工授精治疗，可能会选择其他替代疗法。

6. 我们知道，宫腔内人工授精可能会导致多胎妊娠。

7. 我们就同意书中的内容，已进行了充分考虑，并在签字前做了深入的讨论。

时间　　　　　年　　　　月　　　　日

签字人：　　　　　女方　　　　　男方

见证人：

（沙艳伟　译，李　萍　校）

第 11 章

IUI并发症：卵巢过度刺激综合征

■ 定　义

卵巢过度刺激综合征（ovarian hyperstimulation，OHSS）是由外源性药物引起的医源性并发症。外源性药物用于刺激卵泡生长和发生排卵。OHSS在临床上和实验室表现复杂，严重时可危及生命。

注射用促排卵药可用于治疗不孕症，OHSS通常是因为应用激素药物刺激女性卵巢内卵子发育而发生的，OHSS患者的卵巢增大而且会疼痛。

约1/4注射促排卵药物的女性会发生轻度OHSS，1周左右症状即消失。如果女性患者在使用促排卵药的后妊娠，那么OHSS症状可能会持续数周。少部分女性在使用此类药物后发生重度OHSS，这会导致体重迅速增加、腹痛、呕吐以及气促（图11.1）。

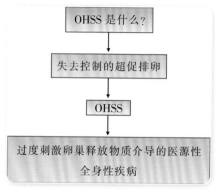

图11.1

分 类

OHSS 有各种分类方法。1989 版 Golan 分类法是修改后的新 OHSS 分类法。

	卵巢直径大小	分级	症状
轻度	5~10 cm	I 级	腹胀与不适
		II 级	I 级症状加上恶心、呕吐和（或）腹泻
中度	>10 cm	III 级	II 级症状加上超声腹水证据
重度	>12 cm	IV 级	III 级症状加上临床腹水证据和（或）胸腔积液和呼吸困难
		V 级	IV 级症状加上血浓缩血液黏稠，血容量减少，肾灌注减少，少尿

115

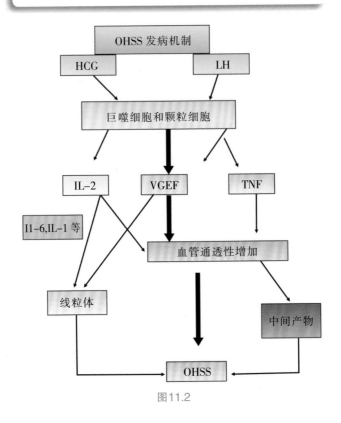

图11.2

■ 症　状

　　OHSS 症状通常在使用促排卵药物后的 10d 内发生。OHSS 症状严重程度不同，随时间推移症状加重或情况也会有所不同。

中度 OHSS

- 轻到中度腹痛时有时无
- 腹胀或腹围增大
- 恶心
- 呕吐
- 腹泻
- 卵巢部位触痛

重度 OHSS

- 体重迅速增加，如 1~2d 内增重 5~10 磅（1 磅= 0.45kg），或者 3d 以上增加 10 磅以上
- 严重腹痛
- 严重而持续的恶心和呕吐
- 排尿频率减少
- 小便颜色深
- 气促
- 腹部膨隆或腹胀
- 头晕

何时就医

如果患者有任何 OHSS 的症状均需咨询医生。即便症状轻微，医生也会观察患者体重是否增加或症状是否加重。如果症状严重、持续 1 周以上或加重，需

予以治疗。

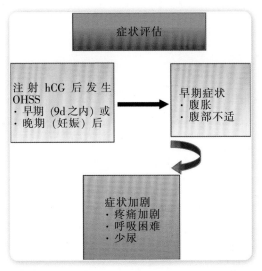

图11.3　症状评估

病　因

OHSS 发生是因为患者为了获得多个卵子而使用了一种直接刺激卵巢的药物而导致的，这种治疗比更常用枸橼酸氯米芬或其他口服诱导排卵药）更易诱发 OHSS。

最有可能诱发 OHSS 激素药物是：

促卵泡刺激素（FSH），刺激卵巢，使得卵巢形成多个充满液体的囊泡。

促黄体生成素（LH），促进卵子成熟，激发排卵。

人绝经期促性腺激素（hMG），包含 LH 和 FSH 两种成分。

人绒毛膜促性腺激素（hCG），是自然周期中 LH 峰替代品，激发卵泡排卵。

OHSS 常常发生于患者在促卵泡治疗后接受了注射 hCG 激发排卵，一般来说，症状和体征在注射后的 10d 内出现。卵巢血管会对激素发生异常反应，开始液体渗漏。这种液体会使卵巢肿胀，甚至大量流入腹腔。

女性在接受诱导排卵成功妊娠后，甚至可能发生 OHSS，因为妊娠本身会引起 hCG 的自然升高。

危险因素

增加 OHSS 发生的危险因素包括：

• 多囊卵巢综合征，一种常见的生殖障碍，会导致月经不规则，多毛以及超声检查卵巢形态异常

• 大量卵泡

• 年轻

• 低体重

• HCG 注射前高水平雌二醇（雌性激素）或迅速上升

• OHSS 先兆症状

• 偏头痛

• 多胎妊娠

多囊卵巢综合征的年轻女性，卵泡多，发生 OHSS 的风险高。需要注意的是，这些危险因素并不能准确预测谁将发生 OHSS。有时，没有危险因素的女性也会发生 OHSS。

■ 并发症

接受卵巢刺激治疗的女性，1%~2%会发生重度 OHSS。重度 OHSS 并发症包括：

• 腹水或胸水

• 电解质紊乱（钠、钾等）

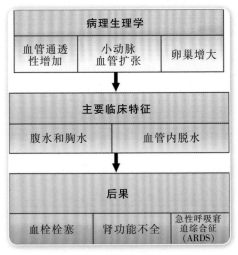

图11.4　OHSS的病理生理学

- 大血管血栓，一般发生在下肢
- 肾衰竭
- 卵巢扭转
- 卵巢囊泡破裂，导致大出血
- 呼吸困难（急性呼吸窘迫综合征）

在这些并发症中，有些可危及生命，然而 OHSS 不太可能导致死亡。重度 OHSS 可能会增加妊娠丢失的可能，也可能是由于并发症而导致流产和妊娠终止。

检测与诊断

OHSS 的诊断是基于症状而不是检测。在使用生育药物治疗期间，医生通过阴道超声检查定期评估卵巢。这个检查是通过声波在卵巢内部成像，卵巢内的卵泡会形成圆形的暗区。如有 OHSS，超声显示卵巢肿胀，多个充满液体的巨大囊泡。

治疗与药物

OHSS 通常在 1~2 周内自行消失，妊娠女性病程会延长。治疗目的是保持舒适，减少卵巢活动，避免发生并发症。

轻度和中度 OHSS

如果症状迅速加重或者持续 1 周以上。治疗中度

OHSS 的手段有：

- 服用止吐，止痛药或两者同服。
- 频繁进行体检和超声检查
- 每天称重，量腹围，观察变化
- 计算每天排尿量
- 进行血检，监测脱水、电解质紊乱及其他问题
- 大量饮用液体，如运动饮料
- 用针穿刺抽吸腹水
- 尽可能多活动，穿护腿长袜预防血栓发生

重度 OHSS

如发生重度 OHSS 或出现严重体征或症状，患者可能要住院治疗，严密监测，进行更积极的处理，包括静脉输液。严重的并发症可能需要进一步的治疗，如卵巢囊泡破裂需进行手术或者对肝脏或肺部的并发症进行重症护理。还可能使用抗凝药物降低静脉血栓发生的风险。

■ 生活方式与家庭治疗

大多数 OHSS 女性患者仍可继续日常事务。轻度患者可遵循以下建议：

缓解腹部不适可服用非处方止痛药，如对乙酰氨基酚（泰诺等）或布洛芬（艾德维尔、美林等）

避免性交，因为性交可能会造成疼痛或导致卵巢

内囊泡破裂。

保持轻度身体活动，避免过度活动或剧烈运动。

每天在同一台秤上称重并测量腹围；任何快速的增重以及腹围增加，均需咨询医生。

如体征和症状加重需咨询医生。

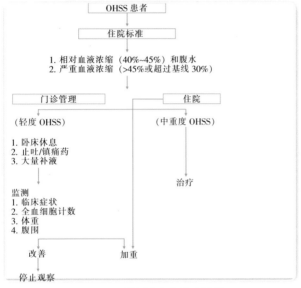

图11.5　OHSS患者治疗流程

预　防

为了减少发生 OHSS 的概率，医生会考虑患者发生 OHSS 的危险因素，然后制订个性化的促排用药方案。医生还会仔细监测每个治疗周期，密切监测或每天用超声观察卵泡生长或检测血雌二醇水平。医生采用各种措施预防 OHSS：

- 调整药物剂量。使用最低有效剂量促性腺激素达到刺激卵巢触发排卵的目的。

- 如果雌二醇水平高或者出现大量卵泡，可暂停给促性腺激素刺激，同时延后数天注射 hCG 触发排卵，即所谓的 "coasting"。

- 避免使用 hCG：因为只在注射 hCG 后才会诱发 OHSS，所以学者们正在研究 hCG 替代品激发排卵，避免 OHSS 发生。

- 抽吸卵泡和全胚冷冻：进行 IVF 的女性，其所有的卵泡（包括成熟的与未成熟的）都可抽吸以降低 OHSS 的发生风险。成熟卵子可受精后予以冷冻，卵巢可休息 1~2 个周期，后解冻胚胎，进行宫腔内胚胎移植。这一措施会略降低妊娠率，同时成本增加，但却能完全避免 OHSS。

- 避免 35 岁以下女性使用 GnRH 和 hMG。
- 减少 Gn 的用量。
- 取消周期。
- 不用 hCG 进行黄体支持。
- 抽吸过度刺激卵泡中的液体。

（沙艳坤　译，李　萍　校）

参考文献

[1] Abraham Morgenlator, May Y, Fung Dori. Sperm morphology and invitrofertilization outcome-direct comparison of WHO and strict criteria methodologies. Fert Ster,1995, 65 (6) .

[2] Aitken R, JClarkson JS. Cellular basis of genesis of reactive oxygen species by human spermatozoa. J Reprod Fertil, 1987,81:459–469.

[3] Aitken R J. Significance of ROS and antioxidants in defining the efficacy of sperm preparation techniques.Journal of Andrology,1991,9:367–376.

[4] Aitken R J, Irvine DS. Prospective analysis of sperm oocyte fusion and ROS generation as criteria for the diagnosis of infertility. Am J Obs and Gyne,1991, 164:541–551.

[5] Aitken R J and West. Leucocyte infiltration in to the human ejaculate and its association with semen quality oxidative stress and sperm function. J Androl,1994,15:343–352.

[6] Allen NC, Herbert III CM, Maxson WS. Intrauterine insemination a critical review. Fertil Steril,1985,44:459–469.

[7] Aldo Campana, Denny Saakas, Anne Stalberg, et al. Intrauterine insemination: evaluation of the result according to women's age, sperm quality, total sperm count per insemination and life table analysis. Human Reproduction,1996,11 (4) :

125

732–736.

[8] Allen Agresi. Analysis of categories of data.

[9] Anguiano A, Oates RD, Amos JA, et al. Congenital bilateral absence of vast difference: A Preliminary genital form of cystic fibrosis. J AM Med Associate,1992,267:1794–1797.

[10] Ausmans M, Tureck RW, Basco L, et al. Thezona free hamster egg penetration assay as a prognostic indicator in a human invitro fertilization programme. Fertil Steril,1985,60: 520–525.

[11] Baratt CLR, Cook ID. Prognostic significance of computerized motility Analysis for invivo fertilization. Fertil Steril, 1993,60:520–525.

[12] Bartoov Bet. Estimating fertility potential via semen analysis data. Hum Repro,1993, 8:65–70.

[13] Barwin BN. Intrauterine insemination of husband's semen. J Reprod Fertil, 1974,36:101–106.

[14] Backer HWG. Male infertility undetermined etiology. 1983, 366–371.

[15] Backer and Collegues. Relative incidence of etiological disorders in male Infertility. //Santer R J, Swerdloff R S.Male reproductive function. 1986,341–372.

[16] Bongso TA, Ng SC, Mok H. Improved sperm density, motility & Fertilization rates following treatment of sperm in human IVF programme. Fertil Steril,1989,51: 850–854.

[17] Berger M, Pfeffer J, Schwab B and Silva J. ICSI in invitro mature oocytes. Abstract of 13th annual meeting of ESHRE, Edinburgh,1997, Hum Reprod,12, Abstract book –1, 1997, 15.

[18] Boundelle M, Legin J, Williken A. Follow up study of children born after intracytoplasmic sperm injection. Hum Reprod,1995,10.

[19] Brindson PR, Rainsbury PA. A text book of invitrofertiliza-

tion and assisted reproduction. New Jersey: The Perthenon Publishing group,1993.

[20] Bradley J Van Voorhis, Amy ET, Sparks, et al. Cost effectiveness of infertility treatments, a cohort study. Fertil Steril, 1997, 67 (5) :830–836.

[21] Burkman LJ, Coddington Ch C, Franken DR, et al. The hemizona assay (HZA) : development of a diagnostic test for the binding of human spermatozoa to the human zona pellucid to predict fertilization potential. Fertil Steril, 1988,49:688–697.

[22] Buch JP, Zorn BH. Evaluation and treatment of infertility in spinal cord injured men through rectal probe electro ejaculation. J Urol,1993,149:1350–1354.

[23] Barwin BN. IUI of husband's semen. J Reprod Fertilty, 1974,36:101–106.

[24] Burr RW, Sieberg R, Flaherty SP, et al. The influence of sperm morphology and number of motile sperm inseminated on the outcome of combined with mild ovarian stimulation. Fertil Steril,1996,65:127–132.

[25] Chan SY, Wang C, Chang STH, et al. Predictive value of sperm morphology and movement characteristics in the outcome of invitro fertilization of human oocytes. Journal of Invitro fertile, 1989, 6:142–148.

[26] Cohen J, Edwards R, Fehily C. A treatment for male infertility. Fertil STERIL, 1985, 43:422–432.

[27] Cohen BJ, Malter H, Fehily C,et al. Implantation of embryos after partial opening of oocyte zona pellucid to facilitate sperm penetration. (letter) Lancet,1988, 11:162.

[28] Cohen BJ, Vandekerckhone P, te Velede ER. Is IUI for male subfertility based on any evidence. Hum Reprod, 1997,12.

[29] Comphaire F, Millingos S, Liapi A,et al. The effective cumulative pregnancy rate different modes of treatment of male

infertility. Andrologia,1994, 27:217–221.

[30] Cooke. Characteristic of biopsychosocial crisis of infertility. J Counsel Dev,1987, 465–471.

[31] Crosignani PG, Collins J, Cooke ID, et al. B. Unexplained Infertility. Hum Reprod.1993, 8:977–980.

[32] Crosignani PG, Walter DE. Clinical pregnancy and male subfertility-The ESHRE multicentric trial on the treatment of male subfertility. Hum Reprod, 1994,9:1112–1118.

[33] Devroey P, Liu J, Nagy Z, et al. Normal ertilization of human oocytes after testicular sperm extraction and intracytoplasmic sperm injection. Fertil Steril, 62:639–641.

[34] Dodson WC, Whitrsides DB, Hughes CF, et al. Superovulation with IUI I the treatment of infertility a possible alternative method of Gamete intrafallopian transfer and Invitrofertilization. Fertil Streil,1987, 48:441–445.

[35] DV Gokhale, S Kullback,Earle CM,et al. Prostaglandin E1 therapy for impotence,comparison with papaverine. J Urology, 1978, 143:57–59.

[36] Eggert Kruse W, Hofsass A, Haurey E,et al. Relationship between local antisperm antibodies and sperm mucus intraction invitro and invivo. Hum. Reprod,1991, 8:1025–1031.

[37] Eggert Kruse W, Bockem Hellwig S, Doll A, et al. Anti sperm antibodies in cervical mucus in an unselected subfertile population. Hum Reprod,1993, 8:1025–1031.

[38] Elder KT, Wick KL, Edwards RG. Seminal plasma antisperm antibodies invitrofertilization: the effect of semen sample collection in to 50% serum. Hum Reprod,1990, 5:179–184.

[39] ESHRE (European Society of human reproduction & Embryology) -Workshop-1994. Hum Reprod, 1995,10 (5) .

[40] Fishel S, Zimpon J, Lisi F, et al. Micro assisted fertilization in patients who have failed subzonal insemination. Hum Reprod,1990, 9:501–505.

[41] Fishel S, Timson J, Lisi F,et al. Systemic examination of immobilization spermatozoa before ICSI in human. Hum Reprod,1995, 10:497-550.

[42] Florence LHNg, De Yi Liu, gorden Backer HW. Comparison of percoll, mini percoll & swim up methods for sperm preparation from abnormal semen sample. Hum Repord,1992, 7 (2) :261-266.

[43] Froster MS, Smith WL, Lewe I, et al. Selection of human spermatozoa according to their relative motility & their interaction with zona free, hamster eggs. Fertil Steril,1983, 40: 655-660.

[44] Francavilla F, Romano R, Santucci R, et al. Effect of sperm morphology and motile sperm count on outcome of IVF in oligospermic and or, asthenozospermic. Fertil Steril,1990, 53: 892-897.

[45] Gervais R, Dumur V, Rigort JM, et al. High frequency of the R-117 H cystic fibrosis mutation in patients with congenital absence of Vas deferens. N Engl J Med,1983, 238:446 – 467.

[46] Gilban TG, Poland LP, Moghissi KS. Effects of stress and characteristics adaptability on semen quality in healthy men. Fertil Steril,1988, 49:127-132.

[47] Gorus EK, Pipelers DG. Rapid method for the fraction of human spermatozoa according to their progressive motility. Fertil Steril,1981, 35:662-665.

[48] Grow DR, Oehninger S, Seltman HJ. Sperm morphology as diagnosed by strict criteria: probing the impact of teratozospermia on fertilization population. Fertil Steril,1994, 62: 559-567.

[49] Grow DR, Oehninger S, Seltman HJ, et al. Seprm morphology as diagnosed by strict criteria probing the impact of teratozospermia on fertilization rate and pregnancy outcome

in a large IVF population. Fertil Steril,1994，62:559–569.

[50] Guerin. An auto controlled study in IVF, reveals the benefit of percoll centrifugation to swim up in the preparation of poor quality semen. Hum Reprod, 1987，8（11）:1856– 1862.

[51] Hass GGJ, Manannillo P. A double blind placebo controlled study of the use of methylprednisolone in infertile, em with sperm associated immunoglobulins. Fertil Steril,1987，47: 295–301.

[52] Hargreave TB. Prospective in andrology. New York: Sereno Symposia/ RavenPress,1989，53:375.

[53] Hall JA, Fishel SB, Tanison JA, et al. Human sperm morphology evaluation pre 7 post percoll gradient centrifugation. Humn Reprod, 1995，2:342–346.

[54] Harari O, Backer G, Grow M, et al. High fertilization rate with ICSI in mosaic and Kleinfelter's syndrome. Fertil Steril, 1995，63:182–184.

[55] Hewit J, Cohen J, Krishnaswamy V. Treatment of idiopathic infertility, cervical mucus hostility and male infertility. Artificial insemination with husband semen or invitrofertilization. Hum Reprod,1985，2:342–346.

[56] Henry WF, Hughes L, Scammel G, et al. Comparison on prednisolone and placebo in subfertile men with antibodies to spermatozoa. Lancet, 1990，335:85–88.

[57] Hirish AV, Mills C, Beckir J, et al. Factors influencing the outcome of IVF with epidymal spermatozoa in irreversible obstructive azoospermia. Hum Reprod,1994，9:1710–1716.

[58] Hirish A, Monogomery J, Mohan P, et al. Fertilization by testicular sperm with standard IVF techniques. lanct,1993，342: 1237–1238.

[59] Horvath PM, Bohrer M, SHelden RM, et al. The relationship of sperm parameters to cycle fecundity in superovulated

women undergoing IUI. Fertil Steril,1988，52:288–294.

[60] Ho PC, Poon IML, Chen SYW, et al. Intrauterine insemination is not useful in oligoasthenospermia. Fertil Steril, 1989，51:682–684.

[61] Holt. Which semen parameters have a predictive value for pregnancy in infertile couple? Humn Reprod,1994，9:1887–1890.

[62] Howardd SS. Treatmnet of male infertility. N Eng J of Medicine, 1995，332:312–317.

[63] Hull NGR.Infertility: Nature and extent of the problem, H Embry Research yes or no. CIBA Foundation:Tavistock Publcation, UK. 1986.

[64] Hull M. Infertility Treatments: needs and effectiveness. Report from the University of Bristol, UK. 1992.

[65] Hull M. Expatations of assisted conception for infertility. British Medical Journal, 1992，1465–1469.

[66] Insight in to Infertility.SERENO Symposia, USA. 1991.

[67] Iwasak A, Gagnon C. Formation of ROS in spermatozoa of infertile patients. Fertil Steril,1992，57:409–416.

[68] Izzo P, Canale D，Bianchi B, et al. The treatment of male subfertility with Kallilreins. Andrologia. 1998，16:156–161.

[69] Jason R, Anderson JC, Berrell WSR, et al. Outpatient gamete intra fallopian transfer: a clinical analysis of 710 cases. Med J of Australia, 1990，152:182–188.

[70] Jrodi KA, Carner Waser JA, et al. Percoll semen preparation enhances human oocyte fertilization in male factor infertility as shown by randomize cross over study. Humn Reprod,1993，8:1438–1442.

[71] Kerin JFP, Peck J, Warners GM, et al. Improved conception rate after IUI washed spermatozoa from men with poor quality semen. Lancet,310:533–534.

[72] Keravanceoglu ME, Sardogan E, Turgay Atasu, et al. Human

fallopian tube epithelial cell co-culture fertilization rates in male factor infertility but not in tubal or unexplained. Hum Reprod,1997，12 (6) :1253–1257.

［73］ Kruger TF, Menkveld R, Stader FSH. Sperm morphology features as a prognostic factor in invitro fertilization. Ferti Steril,1986，46:1118–1123.

［74］ Kruger TF, Acosta AA. Predictive value of abnormal sperm morphology in invitro fertilization. Fertil Steril,1988，49: 112–117.

［75］ Kruger TF, Acosta AA, Simmons KF, et al. New method of evaluating sperm morphology with predictive value for human IVF. Urology,1987，30:248–254.

［76］ Kremer J, Jager S. The significance of antisperm antibodies for sperm cervical mucus interaction. Hum Reprod,1992，7: 781–784.

［77］ Kurt F Miller, Tommaso Falcon,Jeffery M Goldberg. Journal of Assisted Reproduction and Genetics.1996，13 (6) .

［78］ Laven J, Haans LC, Mali WP, et al. Effects of varicocele treatment in adolescents a randomize study. Fertil Steri, 1992，58:762–775.

［79］ Latheenmaki A, Reuna, Hovatta O. Follow up of children born after ICSI//Hedon B, Bringer J,Mares P. Fertil Steril. A current review. New York:Parthenon Publishing, 1995.

［80］ Lessley BA,Grover DL. Isolation of motile spermatozoa by density gradient centrifugation in Percoll. Gamete Rep, 1983，7:49–61.

［81］ Le Lamou D, Blanchard Y. Nuclear maturity & morphology of human spermatozoa selected by Percoll density gradient centrifugation or swim up procedure. J of Reprod Fertil Steril, 1988，84:551–556.

［82］ Liu DY,Clarke GN, Backer HWG. Relationship between sperm motility assessed with Hamilton Thorn Motility Analizer and fertilization rates in invitro. J of Andrology, 1991, 12:231–239.

[83] Libears I, Bounduelle M, Legin J. Follow up children born after ICSI//Hedon B, Bringer J,Mares P. //Hedon B, Bringer J, Mares P. Fertil Steril. A current review. New York: Parthenon Publishing, 1995.

[84] Lunglmayer G, Maier U, Spona J. Therapy of idiopathic oligozospermic with Bromocritine. Results of a prospective controlled study. Andrologia,1983, 15:548–553.

[85] Lunenfield B. Diagnosis and management of male infertility. Curr Probl Obstet and Gyne, 1984, 9:57.

[86] Macleod and Gold. The male factor infertility and sperm morphology in fertile and infertile marriage. Fertil Steril, 1951, 2:394–414.

[87] Machelle M, M Siebel, Moshe Zilbertin. The shape of sperm morphology. Hum, Reprod, 1995, 10 (2) :247–252.

[88] Mahadavan, Trounson AO, Leeton JF. The relationship of tubal blockage infertility and endometriosis to success of IVF and ET. Fertil Steril, 1984, 40:755–762.

[89] Matson PL,Turner SR, Ypvich JM, et al. Oligospermic infertility treated by invitrofertilization. J of Obste and Gynecology,1986, 26:84–87.

[90] Matson PL, Richardson PA, Turner SR, et al. The role of gamete intrafallopian transfer (GIFT) in oligospermic infertility. Fertil Steril,1987,48:608–612.

[91] Machelle M, Siebel, Moshe Zilberstein. Diagnostic of male infertility by semen quality. Hum Reprod, 1995, 12 (2) : 247–252.

[92] Mc Clure RD, Nunes L, Tom R. Semen manipulations improved sperm recovery function with two layer percoll gradient. Fertil Steril,1989, 51:874–877.

[93] Menning B. The emotional needs of infertile couple. Fertil

133

Steril,1980, 34:313–318.

[94] Mortemer D. Sperm preparation technique and iatrogenic failure of in vitro fertilization. Hum Reprod,1991, 6, 173–176.

[95] Nabil Aziz, Ian Buchan, Claire Taylor, et al. The sperm deformity index-a reliable predictors of the outcome of oocyte fertilization in vitro. Fertil Steril,1996, 66 (6) :1000–1007.

[96] Nagy ZP, Verheyeh G, Lim J. Results of 551 ICSI cycles in treatment of male immunological infertility. Hum Reprod, 1995, 10:1775–1780.

[97] Nares Succhareen, John Keith, D Stewart Irvine, et al. Prediction of IVF potential of human spermatozoa using sperm function test-the effect of delay between testing and IVF. Hum Reprod,1996, 11 (5) :1030–1034.

[98] Ng SC, Bongso A, Ratnam SS. Pregnancy after transfer of sperm under zona. Lancet,1990.

[99] Ng SC, Chan CLK, Bongso A. Subfertility how do we increase pregnancy rates? Continued Medical Education Review (NUH,Singapore) , 1991, 1:42–46.

[100] Nieschlag E, Hertle L, Fischedick A, et al. Treatment of varicocele: Counseling as effective as occlusion of vena spermatica. Hum Reprod,1994, 9:71–77.

[101] Oheinger S, Acosta AA, Veeck L, et al. Corrective measures and pregnancy outcome in IVF patients with severe sperm morphology abnormalities. Fertil Steril,1988,150: 283–287.

[102] Oheninger S, Kruger TF. Clinical significance of sperm morphology assessment debate. Hum Reprod, 1995,10 (5) :1037–1041.

[103] Omblet W, Fourie F, le R. Teratozospermia and invitrofertilizaion-a randomize prospective study. Hum Reprod, 1994,12 (5) :1479–1484.

[104] Omblet W, Menkneld R, Kruger TF. Sperm morphology as-

sessment, historical review in relation to fertility. Hum Reprod Update-I, 1995, 543–557.

[105] Ombelet W, Eugene Bosman, Mia Janseen, et al. Semen parameters in a fertile versus subfertile population-a need for change in the interpretation of semen testing. Hum reprod,1997,12 (5) :987–993.

[106] Ombelet W, Vandepent M, Janssen a Cox, et al. Treatment of male infertility due to sperm surface antibodies: IUI or IVF? Hum Reprod,1997,12 (6) :1165–1170.

[107] Osborne LR, Lync M, Middleton PG, et al. Nasal epithelial ion transport and genetic analysis of infertile men with congenital bilateral absence of vas deferens. Hum Mol Gen,1993,2:1605–1609.

[108] Palmero G, Joris H, Devroey P, et al. Pregnancy after ICSI of single spermatozoon in to an oocytes. Lancet,1992,34–1: 1237–1238.

[109] Palmero G, Joris H, Darde MP, et al. Sperm characteristics and outcome of human assisted fertilization by subzonal insemination and ICSI. Fertil Steril,1993,59:826–835.

[110] Palermo G, Joris H, Devroey P, et al. Pregnancies after ICSI of single spermatozoan in to an oocyte. Lancet,1994,340: 17–18.

[111] Pardo M, Bari PN, Barcells N, et al. Spermatozoa selection in discontinuous percoll gradients for use in artificial insemination. Fertil Steril,1988,49:505–509.

[112] Paranauel J, Helen M. Intra uterine insemination in oligoasthenoteratozospermia. Hum Reprod,1996,11 (6) :1240–1246 .

[113] Patricia M Nan, Bernard J, Cohen, et al. Intrauterine insemination or timed intercourse after ovarian stimulation for male subfertility? A controlled study. Hum reprod, 1994,9 (11) :2011–2026.

[114] Plante M, Gagnon C. ROS released by activated neutrophils but not by deficient spermatozoa, are sufficient to affect normal sperm motility. Fertil Steril,1994,62:387–393.

[115] Polsker SM, Jacobson W, Amato P. Predicting and optimizing the success in a intrauterine insemination program. Hum reprod,1994,9 (11) :2014–2021.

[116] Payne D, Flathery SP, Jeffery R, et al. Successful treatment of severe male factor in 100 consecutive cycle using intracytoplasmic injection. Hum Reprod,1994,2051–2057.

[117] Richard D, Amelar. Medical Management of male infertility. Oxford press,1993, 170–175.

[118] Rodriguez Rigou Lj, Ayala C, Groumert GM, et al. Relationship between the results of sperm analysis and GIFT. J Androl,1989,10:139–144.

[119] Robin W Burr, Rita Sieberg, Sean P Flathery, et al. The influence of morphology and number of motile sperm inseminated on the outcome of intrauterine insemination combined with mild ovarian stimulation. Fertil Steril, 1996,65 (1) .

[120] Robert Matrorras, Beatriz Crosignani, Carlos Pertz, et al. Sperm morphology analysis (strict criteria) in male infertility is not a prognostic factor in intrauterine insemination with husband's sperm. Fertil Steril, 1995,63 (3) .

[121] Sapienz FG, Vereheyen H, Tournaye R, et al. An autocontrolled study in IVF reveal the significance of percoll centrifugation to swim up in the preparation of poor quality sperm. Hum Reprod,1993, 8 (11) :1856–1862.

[122] Schill WB. Treatment of idiopathic oligozoospermia by kallikrein: results of double blind study. Arch Androl, 1979,2:163–170.

[123] Scammell GE, Stedronska Clark J, Edmonds DK, et al. Retrograde ejaculation successful treatment with artificial

insemination. Br J Urol,1989,63:198–201.

[124] Siebel M. Infertiity. J of Assisted Reprod and Genetics. 1997，14 (4)．

[125] Sokol RZ. A controlled comparison of the efficacy of clomiphene citrate in male infertility. Fertil Steril,1988,49:865–870.

[126] Sun IS, Gastaldi C, Peterson EM, et al. Comparison of for the selection bacteria free sperm preparation. Fertil Steril, 1987,48:659–663.

[127] Sibel and Zilberstein. Hum Reprod,1996,11 (7) :865–870.

[128] Trokouds KM, Danos N, Kalogirou L，et al. Case report– pregnancy with spermatozoa from a globozospermic man after ICSI treatment. Hum Reprod,1995,10 (4) :880–882.

[129] Tsirigotis M, Craft I. Sperm retrival method and ICSI for obstructive azoospermia. Hum Reprod,1995,486–489.

[130] Tounaye H, Devroey P, Liu J，et al. Micro surgical epididymal sperm injection: a new effective approach to infertility as a result of congenital bilateral absence of vas deferns. Fertil Steril,1994,61:1045–1051.

[131] Tournaye H, Liu J, Nagy Z. Intracytoplasmic sperm injection–The Brussels Experience. Reprod Fertil, 1995,7:269–279.

[132] Tucker Mj, Mortan PC, Witt MA, et al. ICSI of testicular and epididymal spermatozoa for treatment of obstructive azzospermia. Hum Reprod,1995,10:486–489.

[133] Van De Ede B. Investigation and treatment of infertile couples: ESHRE guidelines for good clinical laboratory practice. Hum Reprod,1995,10 (5) :1247–1271.

[134] Van De Van H, Bhattacharya Ak, Binor Z, et al. Inhibition of human sperm capacitation by a high molecular weight factor from human seminal plasma. Fertil Steril,1982,38:753–755.

[135] Van De Van HH, Jeyedran RS, Al Hasani S, et al. Correla-

tion between human sperm swelling in hypoosmotic medium (HOST) and invitro fertilization. J Androl,1986,7: 190–196.

[136] Van Der Zwalmen P, Bertin Segal B, Geerts L, et al. Sperm morphology and IVF pregnancy rates: comparison between Percoll Gradient centrifugation and swim up procedures. Hum Reprod,1991,6:581–588.

[137] Van Steirtegham. High fertilization rate and implantation rates after ICSI. Hum Reprod,1993,8:1061–1066.

[138] Vincent T, Brandies, Maria Teresa Manuel. Effective of four methods sperm preparation on the motile concentration, morphology and acrosome status of recovered sperm from normal semen samples. J of Assis Reprod genetics, 1993,10 (6) .

[139] Witheirngton R. Vaccum concentration device for management of erectile impotence. J urol, 1989,141:320–322.

[140] Wilton LJ, Temple Smith. Quantitative ultrastructural analysis of sperm tails reveals flagellar defects associated with persistant asthenozospermia. Hum Reprod, 1992,7:510–516.

[141] World Health Organization: Laboratory Manual for the examination of human semen and semen cervical mucus interaction. Cambridge University Press, (1992) .

[142] Yovich JL, Stanger JD. The limitation on IVF from males with severe oligozospermia and abnormal sperm morphology. J of invitro Fertil ET,1984,1:172–179.

[143] Yovich JL, Stanger JD, Yovich JM. Management of oligozospermic infertility by invitrofertilization. AM NY acad Science,1985,442:276–286.

[144] Yovich, Matson. The treatment of infertility by high IUI husband's washed spermatozoa. Hum Reprod,1988,3:939–943.